Achtsamkeit

Fortschritte der Psychotherapie
Band 48
Achtsamkeit
von Prof. Dr. Johannes Michalak, Prof. Dr. Thomas Heidenreich
und Prof. Dr. J. Mark G. Williams

Achtsamkeit

von Johannes Michalak, Thomas Heidenreich
und J. Mark G. Williams

HOGREFE
GÖTTINGEN · BERN · WIEN · PARIS · OXFORD · PRAG · TORONTO
CAMBRIDGE, MA · AMSTERDAM · KOPENHAGEN · STOCKHOLM

Prof. Dr. Johannes Michalak, geb. 1967. 1995-2011 Wissenschaftlicher Mitarbeiter/Assistent an der Arbeitseinheit für Klinische Psychologie und Psychotherapie der Ruhr-Universität Bochum. 1999 Approbation zum Psychologischen Psychotherapeuten. 2006-2009 Lehrstuhlvertretungen an den Universitäten Heidelberg und Bochum sowie Gastprofessur an der Queen's University Kingston (Kanada). Seit 2011 Professor für Klinische Psychologie an der Universität Hildesheim.

Prof. Dr. Thomas Heidenreich, geb. 1966. 1999 Approbation zum Psychologischen Psychotherapeuten. 1997-2004 Wissenschaftlicher Mitarbeiter/Assistent in der Klinik für Psychiatrie und Psychotherapie der Universität Frankfurt. 2004-2006 Leiter der Verhaltenstherapie-Ambulanz und Wissenschaftlicher Assistent am Institut für Psychologie der Universität Frankfurt. Seit 2006 Professur an der Fakultät Soziale Arbeit, Gesundheit und Pflege der Hochschule Esslingen.

Prof. Dr. J. Mark G. Williams, geb. 1952. 1983-1991 Wissenschaftlicher Mitarbeiter am Medical Research Council's Cognition and Brain Sciences Unit in Cambridge. 1991-2002 Professor für Klinische Psychologie an der University of Wales, Bangor. Seit 2003 Professor für Klinische Psychologie an der University of Oxford und Wellcome Principal Research Fellow. Seit 2008 Direktor des Oxford Mindfulness Centre.

Bibliografische Information der Deutschen Nationalbibliothek
Die Deutsche Nationalbibliothek verzeichnet diese Publikation in der Deutschen Nationalbibliografie; detaillierte bibliografische Daten sind im Internet über http://dnb.d-nb.de abrufbar.

Göttingen • Bern • Wien • Paris • Oxford • Prag • Toronto
Cambridge, MA • Amsterdam • Kopenhagen • Stockholm
Merkelstraße 3, 37085 Göttingen

http://www.hogrefe.de
Aktuelle Informationen • Weitere Titel zum Thema • Ergänzende Materialien

Satz: ARThür, Grafik-Design & Kunst, Weimar
Druck: AZ Druck und Datentechnik, Kempten
Printed in Germany
Auf säurefreiem Papier gedruckt

ISBN 978-3-8017-2236-4

Inhaltsverzeichnis

Einführung ... 1

1 Beschreibung der Methode bzw. des Behandlungsprinzips ... 5
1.1 Darstellung des Therapieprinzips Achtsamkeit ... 5
1.1.1 Arbeitsdefinition von Kabat-Zinn ... 5
1.1.2 Definition von Bishop et al. ... 7
1.2 Darstellung achtsamkeitsbasierter Verfahren ... 9
1.2.1 Mindfulness-based Stress Reduction (MBSR) ... 9
1.2.2 Mindfulness-based Cognitive Therapy ... 10
1.2.3 Weitere achtsamkeitsinformierte Verfahren ... 11

2 Theoretischer Hintergrund des Verfahrens ... 13
2.1 Differenzielle Aktivierung negativer Kognitionen ... 13
2.2 Grübeln und diskrepanzbasierte Informationsverarbeitung ... 15
2.3 Dysfunktionale Identifikation mit Sprache – ein Problem generellerer Art ... 16
2.4 Wirkungsweise achtsamkeitsbasierter Verfahren ... 17

3 Indikation und Diagnostik ... 22
3.1 Rückfallprophylaxe bei Depressionen ... 22
3.1.1 Indikation bei ehemals depressiven Patienten ... 22
3.1.2 Diagnostik bei ehemals depressiven Patienten ... 23
3.2 Indikation und Diagnostik bei akut depressiven Patienten ... 25
3.3 Indikation und Diagnostik bei anderen Patientengruppen ... 26

4 Behandlung ... 27
4.1 Achtsamkeitserfahrung des Behandlers ... 27
4.2 Darstellung der Vorgehensweisen ... 29
4.2.1 Achtsamkeitsübungen ... 29
4.2.1.1 Rosinenübung ... 32
4.2.1.2 Body-Scan ... 35
4.2.1.3 Sitzmeditation ... 40
4.2.1.4 Der „Atemraum“ ... 49
4.2.1.5 Achtsamkeitsübungen in Bewegung ... 51
4.2.1.6 Übungen zum achtsamen Sehen und Hören ... 53

4.2.1.7 Informelle Achtsamkeitsübungen 54
4.2.1.8 Texte 54
4.2.2 Kognitiv-verhaltenstherapeutische Elemente 56
4.2.2.1 Psychoedukation 56
4.2.2.2 Kognitive Elemente 57
4.2.2.3 Verhaltensbezogene Elemente 59
4.3 Effektivität und Prognose 63
4.4 Varianten der Methode und Kombinationen 65
4.4.1 Achtwöchige MBCT-Kurse 65
4.4.2 Einsatz von Achtsamkeit in der Psychotherapie außerhalb standardisierter Programme wie MBCT oder MBSR 68
4.4.2.1 Einsatz von MBCT zur Rückfallprävention bei Depression im Einzelsetting 69
4.4.2.2 Einsatz von MBCT im Gruppensetting für andere Störungsbilder 71
4.4.2.3 Einsatz von Achtsamkeit bei anderen Störungen im Einzelsetting 72
4.5 Umgang mit Schwierigkeiten 73

5 Weiterführende Literatur 79

6 Literatur 79

Karten:

Hilfreiche Fragen über die Erfahrungen während des Übens

Möglichkeiten des Umgangs mit Gedanken

Einführung

Im Mittelpunkt dieses Bandes steht Achtsamkeit als therapeutisches Prinzip. Achtsamkeit hat ihre Ursprünge nicht im Bereich der Psychologie, Psychotherapie oder Medizin, sondern in östlichen Meditationswegen. Dabei meint Achtsamkeit ein offenes und nicht wertendes Bewusstsein für die sich im Hier-und-Jetzt entfaltenden Erfahrungen. Der Dialog dieser beiden „Welten“ (empirische Klinische Psychologie, Meditation) eröffnet aus unserer Sicht die Möglichkeit einer Bereicherung, zugleich aber auch von Spannungen: Auf der einen Seite das disziplinierte Wahrnehmen der sich in der Gegenwart entfaltenden Erfahrungen, auf der anderen Seite die methodische Disziplin einer auf Intersubjektivität ausgerichteten Klinischen Psychologie.

Die Disziplin der Achtsamkeit wertschätzt vor allem den Zugang zur eigenen ganz konkreten und vollkommen subjektiven Erfahrung des gegenwärtigen Augenblicks. Mit Achtsamkeit können wir in Kontakt mit der einmaligen und unwiederbringlichen Qualität jedes Augenblicks treten, und aus der stark ausgeprägten Tendenz unseres Geistes aussteigen, unsere Erfahrungen in Konzepte und damit in Verallgemeinerungen zu gießen. Es geht also um die Lebendigkeit und Wahrheit des jeweils augenblicklich Gegenwärtigen.

Die empirisch-wissenschaftliche Psychologie beschreitet einen anderen Weg auf der Suche nach Wahrheit. Auf diesem Weg geht es gerade darum, den Einfluss des Subjektiven auf die Gewinnung und Interpretation von Daten und damit für die Beurteilung von theoretischen Modellen oder – im speziellen Fall der Klinischen Psychologie – der Wirksamkeit von Psychotherapie möglichst zu minimieren. Der Wert, der hier angestrebt wird, besteht darin, Aussagen treffen zu können, die im Idealfall möglichst wenig durch die oft dokumentierten Verzerrungen des Beobachters und des Forschers beeinflusst werden. Nicht Vorurteile, Wunschvorstellungen, individuelle oder kollektive Präferenzen oder handfeste Interessen sollen die Aussagen über den Gegenstand (z. B. ein Psychotherapieverfahren oder Therapieprinzip) „kontaminieren“, sondern es sollen möglichst gut intersubjektivierbare Aussagen getroffen werden. Dies soll durch eine methodische Disziplin erreicht werden, in der subjektive Einflüsse auf Beobachtung, Datengewinnung und Interpretation minimiert werden.

Für einen angemessen Umgang mit der Spannung zwischen den Polen wissenschaftlicher Forschung und Achtsamkeitsdisziplin erscheint uns wichtig, nicht vorschnell in die eine oder andere Richtung aus dieser Spannung ausbrechen zu wollen, sondern in die „kreative Energie" dieser Spannung zu vertrauen. Unsere Hoffnung ist es, dass diese kreative Energie zu neuen Möglichkeiten des Verständnisses und der Behandlung psychischer Störungen beiträgt. Die Ergebnisse der Forschung zu achtsamkeitsbasierten Ansätzen sind in dieser Hinsicht ermutigend. Gerade bei Patienten mit schwierigen Störungsverläufen haben achtsamkeitsbasierte Ansätze, wie Mindfulness-based Cognitive Therapy (MBCT; Segal, Williams & Teasdale, 2002, 2008; siehe Kapitel 1.2.2), die therapeutischen Möglichkeiten erweitert. Hier sind zuerst Patienten mit rezidivierenden depressiven Störungen zu nennen. Die Indikation für die Durchführung von MBCT bei Patienten, die akut *nicht* mehr depressiv sind, aber bereits mehrere depressive Episoden erlebt haben und somit ein hohes Rückfallrisiko aufweisen, ist mittlerweile empirisch gut abgesichert (siehe Kapitel 1.2.2 und 4.3). Darüber hinaus gibt es Hinweise aus ersten Pilotstudien, dass MBCT auch bei chronischen Depressionen Effekte zeigt (siehe Kapitel 2.2 und 4.3). Ein Schwerpunkt des vorliegenden Bandes wird deswegen auf der Darstellung von MBCT liegen.

Im vorliegenden Band möchten wir aber auch einen Schritt weiter gehen und erste Überlegungen dazu anstellen, an welcher Stelle achtsamkeitsbasierte Therapieverfahren und einzelne achtsamkeitsbasierte Therapieelemente möglicherweise auch bei Patienten eingesetzt werden können, die nicht in den derzeit empirisch abgesicherten spezifischen Indikationsbereich von MBCT fallen. An dieser Stelle werden wir also den Bereich empirisch gut abgesicherter Befunde überschreiten und auf der Grundlage eines theoretischen Modells über die Wirkungsweise von Achtsamkeit mögliche Indikationen ableiten. Aus der Perspektive dieses Modells – und aus unserer klinischen Erfahrung und der Erfahrung anderer Therapeuten, die mit dem Achtsamkeitsprinzip gearbeitet haben – erscheint die Integration von Achtsamkeit vor allem dann sinnvoll, wenn Patienten unter ungünstigen sich wiederholenden Gedanken (Unconstructive repetitive thoughts: Watkins, 2008) leiden. Beispiele für solche Phänomene sind: *Grübeln* (rumination; Nolen-Hoeksema, 1991; Papageorgiou & Wells, 2003), bei dem sich Personen in ausgeprägter Weise in Gedanken über ihre Stimmung oder Symptome, deren Ursachen und Konsequenzen verfangen oder *Sorgen* (worry; z. B. Borkovec, Ray & Stober, 1998), also Ketten von Gedanken oder inneren Bildern, die um mögliche *zukünftige* Katastrophen, Probleme oder Unsicherheiten kreisen. Gemeinsam ist allen diesen Phänomenen, dass Denken als Versuch der Problemlösung eingesetzt wird – obwohl es häufig dysfunktionale und ungünstige Auswirkungen hat. Dieses Denken verselbstständigt sich im Laufe der Zeit dann immer mehr und wird zunehmend als unkontrollierbar erlebt. Ungünstige sich wiederholende Gedanken lassen sich dabei übergreifend bei einer Reihe von Störungen, wie beispielsweise Depressionen, Generalisierten Angststörungen, Sozialen Phobien, Posttraumatischen Belastungsstörungen oder Somatoformen Störungen beobachten. Sie stellen also transdiagnostische Prozesse dar (Harvey, Watkins & Mansell, 2004), die bei der Aufrechterhaltung unterschiedlicher Störungsbilder relevant sein können. Darüber hinaus erscheint uns die Integration von achtsamkeitsbasierten Elementen dann sinnvoll, wenn bei Patienten der Wunsch deutlich wird, einen intensiveren und lebendigeren Kontakt zum Hier-und-Jetzt zu bekommen. Häufig sind das gerade solche Patienten, die unter den oben genannten Phänomenen wie Grübeln oder Sorgen leiden. Dieser Wunsch kann aber auch unabhängig von diesen Phänomenen bei Patienten vorhanden sein und sollte unserer Meinung nach im Sinne einer Ressourcenaktivierung ernst genommen werden.

Uns ist klar, dass diese Erweiterungen des potenziellen Indikationsspektrums achtsamkeitsbasierter Verfahren derzeit noch als recht spekulativ bezeichnet werden müssen, da empirische Daten zur Unterstützung unserer Indikationsvorschläge nur vereinzelt vorliegen (siehe Kapitel 3.3). Da für viele Störungsbilder, bei denen ungünstige sich wiederholende Gedanken auftreten, bereits gut evaluierte Behandlungsvorschläge vorliegen, sehen wir eine Indikation für achtsamkeitsbasierte Verfahren vor allem bei solchen Patienten, denen mit den derzeitigen Behandlungsangeboten nicht ausreichend geholfen werden konnte. Achtsamkeitsbasierte Ansätze stellen somit bei Störungsbildern, bei denen empirisch evaluierte wirksame Behandlungsmöglichkeiten vorliegen, nicht die Behandlungsoption erster Wahl dar, sondern sollten vor allem bei schwierigen Verlaufsformen und Patienten, die nicht oder nur wenig auf die etablierten Behandlungsformen angesprochen haben, eingesetzt werden. Zusätzlich können aus unserer Sicht einzelne achtsamkeitsbasierte Therapieelemente mit bereits bestehenden Behandlungsmöglichkeiten kombiniert werden (siehe Kapitel 4.3.2.3). Dies sollte allerdings nur dann erfolgen, wenn diese in eine angemessene Gesamtkonzeption und Therapieplanung (Schulte, 1996) integriert sind.

Wie oben bereits angemerkt, kann es neben der kreativen Energie, die die Spannung zwischen Achtsamkeit und empirisch-wissenschaftlicher Psychologie entfalten kann, auch zu problematischen Versuchen kommen, vorschnell aus dieser Spannung aussteigen zu wollen. Eine Verkürzung des Achtsamkeitsprinzips besteht aus unserer Sicht darin, dass achtsamkeitsbasierte Therapien von Behandlern durchgeführt werden, die selbst nur über einen eingeschränkten persönlichen Erfahrungshintergrund mit der Integration von Achtsamkeit in das eigene Leben verfügen. Für die Vermittlung von Achtsamkeit gilt Ähnliches wie für jemanden, der ein Musikinstrument spielen möchte: Nicht durch das Lesen von theoretischen Texten über Akustik oder Musik werde ich zu einem guten Musiker, sondern nur durch die eigene geduldige Praxis unter der Anleitung eines erfahrenen Lehrers.

Auf der anderen Seite besteht eine Verkürzung der wissenschaftlichen Prinzipien darin, das Achtsamkeitsprinzip zu unkritisch als „Allheilmittel“ einsetzen zu wollen. Auch wenn es wichtig ist, eigene positive Erfahrungen mit Achtsamkeit gemacht zu haben, um dieses Prinzip glaubhaft zu verkörpern, kann nur eine therapeutische Praxis, die sich durch wissenschaftliche Befunde informieren lässt, der Gefahr eines „überbegeisterten“ Umgangs mit diesem Prinzip entgehen, der die Grenzen und differenzierenden Aspekte der Integration des Achtsamkeitsprinzips im therapeutischen Kontext außer Acht lässt.

In den folgenden Abschnitten dieses Bandes werden wir zuerst die Methode bzw. das Therapieprinzip Achtsamkeit genauer beschreiben (Kapitel 1.1: Definition, historische Hintergründe, kurzer Überblick über achtsamkeitsbasierte Verfahren). Im Kapitel 2 werden wir einen anwendungsbezogenen Überblick über die theoretischen Hintergründe achtsamkeitsbasierter therapeutischer Arbeit geben. Dabei wird die Herausarbeitung eines Modells unterschiedlicher mentaler Zustände (modes of mind) zentral sein. In Kapitel 3 werden Fragen der Indikation und Diagnostik behandelt. Der Schwerpunkt des vorliegenden Bandes wird dann auf der Darstellung der Behandlungsmethoden liegen (siehe Kapitel 4). Dabei wird das Vorgehen bei einzelnen Achtsamkeitsübungen beschrieben und Varianten der Integration des Achtsamkeitsprinzips in die therapeutische Arbeit vorgestellt.

Unser Dank gilt den vielen Personen, die uns in den letzten Jahren unterstützt und ermutigt haben und so auch die Entstehung des vorliegenden Bandes ermöglicht haben. Unser besonderer Dank gilt Dr. Thorsten Barnhofer von der Universität Oxford für seine wertvollen Rückmeldungen zum Manuskript und Frau Petra Meibert für wichtige Hinweise zur praktischen Anwendung von Achtsamkeitsübungen.

Insgesamt hoffen wir, dem Leser mit dem vorliegenden Band eine Lektüre liefern zu können, die sowohl für seine therapeutische Arbeit aber auch für ihn ganz persönlich eine Bereicherung darstellt.

Hildesheim, Esslingen und Oxford, Herbst 2011

Johannes Michalak,
Thomas Heidenreich
und J. Mark G. Williams

1 Beschreibung der Methode bzw. des Behandlungsprinzips

Im Folgenden wird zunächst die Methode bzw. das Therapieprinzip Achtsamkeit genauer beschrieben, anschließend folgt ein kurzer Überblick über achtsamkeitsbasierte Verfahren.

1.1 Darstellung des Therapieprinzips Achtsamkeit

1.1.1 Arbeitsdefinition von Kabat-Zinn

Achtsamkeit nach Kabat-Zinn
1. **Aufmerksamkeitslenkung auf die im aktuellen Moment vorhandenen Bewusstseinsinhalte**
2. **Mit der Aufmerksamkeit auf das Hier-und-Jetzt zurückkommen**
3. **Nicht wertende Haltung gegenüber Erlebnisinhalten des gegenwärtigen Augenblicks**

Der beste Zugang zum Thema Achtsamkeit ist die eigene Erfahrung mit der Praxis von Achtsamkeit. Nähert man sich dem Thema auf sprachliche Weise, stößt man im Bereich der Psychologie vor allem auf zwei Arbeitsdefinitionen. Hier ist zum einen die Definition von Kabat-Zinn (1990) zu nennen.

Definition: Achtsamkeit nach Kabat-Zinn (1990)

Kabat-Zinn beschreibt Achtsamkeit als eine bestimmte Form der Aufmerksamkeitslenkung, die durch folgende Aspekte gekennzeichnet ist: „present moment, on purpose and non-judgemental".

Hilfreich für das Verständnis dieser Charakteristika von Achtsamkeit ist es, wenn man sich vor Augen führt, wie unsere Aufmerksamkeit im Alltag häufig ausgerichtet ist. Wer achtsam ist, wird sehr schnell feststellen, dass wir nur recht selten in lebendigem Kontakt mit den unmittelbaren Erfahrungen des Hier-und-Jetzt sind. Stattdessen beschäftigen wir uns häufig gedanklich mit der Vergangenheit oder der Zukunft, hängen Tagträumen nach oder beschäftigen uns mit abstrakten Gedankengebäuden. Unter einer achtsamen Aufmerksamkeitslenkung *auf den aktuellen Moment* wird demgegenüber verstanden, dass den derzeit vorhandenen Bewusstseinsinhalten (Wahrnehmungen, Gedanken, Gefühle, Körperempfindungen) Aufmerksamkeit geschenkt wird. In einer klassischen Achtsamkeitsübung – der Atemmeditation, die wir in Kapitel 4.2.1.4 ausführlich beschreiben – wird beispielsweise der Atem als Fokus der Aufmerksamkeit achtsam begleitet. Die Aufgabe bei dieser Übung besteht darin, die körperlichen

Empfindungen beim Ein- und Ausströmen des Atems achtsam wahrzunehmen. Die Übenden sollen dabei nicht an den Atem „denken“, sondern – so gut es geht – in „lebendigem Kontakt“ mit den sich ständig verändernden körperlichen Empfindungen des Atems bleiben. Wer diese Übung für einige Minuten selber ausprobiert, wird in der Regel direkt merken, wie schwierig diese „einfache“ Übung eigentlich ist. Meist erleben wir schnell, dass wir in Gedanken abschweifen oder von der Wahrnehmung anderer sensorischer Empfindungen von der Atmung „weggetragen“ werden. Plötzlich „sind“ wir also nicht mehr im Hier-und-Jetzt, sondern bei der Unterhaltung mit einem Kollegen, die vor zwei Stunden stattgefunden hat oder bei der Sorge um die Kinder, die in der Schule Schwierigkeiten haben. Praktiziert man Achtsamkeit, so können wir dieses Abschweifen einfach wahrnehmen und dann *absichtsvoll* – und damit sind wir beim zweiten Bestimmungsstück der Definition von Kabat-Zinn – mit unserer Aufmerksamkeit zum Hier-und-Jetzt zurückkommen. Bleiben wir beim Beispiel der Atemmeditation, so würden wir – nachdem wir das Abschweifen bemerkt haben – wieder zu den Empfindungen der Atmung im Hier-und-Jetzt zurückkommen. Dieses absichtsvolle Verweilen im gegenwärtigen Augenblick wird dabei nicht nur punktuell – zum Beispiel bei der Durchführung von formalen Achtsamkeitsübungen wie der Atemmeditation – praktiziert, sondern kontinuierlich, also so gut es geht in allen Situationen des Lebens. Im Alltag können wir dabei die Aufmerksamkeit immer wieder zu den Tätigkeiten des gegenwärtigen Augenblicks zurücklenken.

Autopilotenmodus

Diese alltäglichen Tätigkeiten werden dabei mit Bewusstheit durchgeführt und nicht wie im „Autopilotenmodus“. Der „Autopilotenmodus“ meint die in unserem Alltagsbewusstsein häufig zu beobachtende Tendenz, Tätigkeiten nur halbbewusst auszuführen: Der Körper geht wie beim einem Autopiloten seiner Aufgabe nach (z. B. Treppensteigen) während wir geistig mit etwas ganz anderem beschäftigt sind (z. B. mit der Sitzung, die in einer halben Stunde beginnt). Im Gegensatz dazu meint Achtsamkeit, Geist und Körper in der Gegenwart „zusammen zu führen“, also beispielsweise beim Treppensteigen „ganz in der Situation zu sein“ (bewusste Wahrnehmung des Körpers und der äußeren Situation).

Das dritte Bestimmungsstück von Achtsamkeit ist nach der Definition von Kabat-Zinn die *nicht wertende* Haltung gegenüber den Erlebnisinhalten des gegenwärtigen Augenblicks. Meist neigen wir dazu, unsere Erfahrungen in Kategorien wie „das ist angenehm, das soll so bleiben“ oder „das ist unangenehm, das soll sich möglichst schnell verändern“ einzuordnen. Im Gegensatz dazu ist Achtsamkeit durch eine möglichst große Offenheit und mitfühlende Akzeptanz gegenüber den Erfahrungen des gegenwärtigen Augenblicks gekennzeichnet. Dabei werden die sich in der Gegenwart entfaltenden Erfahrungen weder unterdrückt, noch verlieren wir uns in diesen (z. B. indem wir über sie nachdenken oder sie uns in Grübelprozesse stoßen), sondern wir geben uns gleichsam die „innere Erlaubnis“, dass alles, was auftaucht, auch da sein darf. Ein Bild aus der buddhistischen Literatur mag an dieser Stelle hilfreich sein, um diese Haltung genauer zu beschreiben: Ein weiser und gelassener Großvater oder eine weise und gelassene Großmutter kann ihren Enkelkindern (möglicherweise leichter, als dies Eltern möglich ist) wohlwollend, interessiert und liebevoll beim Spielen zusehen, ohne sie mit all ihren „Ecken und Kanten" übertrieben ernst zu nehmen. Er oder sie kann also eine gesunde Distanz zum Treiben bewahren, ohne sich zu sehr in die Interaktion der Kinder „hineinziehen" zu lassen.

1.1.2 Definition von Bishop et al.

Definition Bishop et al.
1. Selbstregulation der Aufmerksamkeit
2. Bestimmte Orientierung in Form einer Haltung von Neugierde

Die operationale Definition von Bishop et al. (2004) wurde in einem Konsensusverfahren unterschiedlicher Forscher im Bereich Achtsamkeit entwickelt. In diesem Modell werden zwei Unterkomponenten von Achtsamkeit vorgeschlagen. Die erste Komponente beinhaltet die *Selbstregulation der Aufmerksamkeit*, sodass sie auf den unmittelbaren Erfahrungen des gegenwärtigen Augenblicks gehalten wird. So soll eine erhöhte Wahrnehmung von mentalen Ereignissen im gegenwärtigen Moment ermöglicht werden. Diese Form der Selbstregulation ist mit einer erhöhten Wachheit gegenüber dem sich ständig änderndem Strom von Gedanken, Gefühlen und Empfindungen verbunden. Subjektiv geht dies mit dem Gefühl, völlig präsent und lebendig in der Gegenwart zu sein, einher. Diese Selbstregulation der Aufmerksamkeit soll außerdem eine nicht elaborative Bewusstheit von Gedanken, Gefühlen und Empfindungen fördern. Im Gegensatz dazu, sich in Grübeleien oder elaborierten Gedanken *über* seine Erfahrungen und deren Ursprünge, Folgen oder anderen Assoziationen zu verfangen, beinhaltet Achtsamkeit eine direkte *Erfahrung* von körperlichen oder mentalen Ereignissen. Außerdem soll diese direkte Form der Erfahrung unsere gewohnheitsmäßige Neigung, Erfahrungen durch die Filter unserer Überzeugungen, Annahmen, Wünsche und Erwartungen zu betrachten, vermindern.

Die zweite Komponente von Achtsamkeit ist nach dem Modell von Bishop et al. (2004) durch eine *bestimmte Orientierung* gekennzeichnet. Diese Orientierung beginnt mit der Entscheidung, eine Haltung der Neugierde gegenüber den unterschiedlichen Objekten der Erfahrung in jedem Moment aufrechtzuerhalten und auch dem gegenüber, wohin der Geist wandert, wenn er vom primären Objekt der Aufmerksamkeit abschweift. Insgesamt wird also eine Haltung der Akzeptanz gegenüber den eigenen Erfahrungen eingenommen. Unter Akzeptanz wird dabei verstanden, erfahrungsmäßig offen gegenüber der Realität des gegenwärtigen Moments zu sein. Sie beinhaltet die bewusste Entscheidung, auf Bestrebungen zu verzichten, eine andere Erfahrung als die gegenwärtige haben zu wollen, und einen aktiven Prozess des Zulassens von Gedanken, Gefühlen und Empfindungen.

Ingesamt überschneiden sich die Definitionen von Bishop et al. und Kabat-Zinn deutlich. Die Selbstregulation der Aufmerksamkeit bei Bishop et al. entspricht dem Aspekt „present moment" bei Kabat Zinn, die Akzeptanz entspricht dem Aspekt „non-judgemental". Während die beiden genannten Aspekte bei Kabat-Zinn bereits (End-)Zustände beinhalten, sind die Formulierungen der Komponenten bei Bishop et al. prozesshafter: es fließt das was Kabat-Zinn „on purpose" nennt, schon in die Konzeption beider Subkomponenten mit ein.

Historie des Prinzips „Achtsamkeit"

Historische Hintergründe des Prinzips Achtsamkeit (siehe auch Rose & Walach, 2009)

Achtsamkeit ist ein zentrales Prinzip östlicher Meditationswege. Auch wenn seine Ursprünge sicherlich noch älter sind, ist die Kultivierung von Achtsamkeit ein wichtiger Aspekt aller unterschiedlichen buddhistischen Richtungen, die sich in den letzten 2.500 Jahren entwickelt haben. Sowohl im traditionellen Theravada-Buddhismus, als auch in anderen Schulen, wie dem Zen-Buddhismus oder tibetischen Formen des Buddhismus, nimmt die Entwicklung von Achtsamkeit eine zentrale Rolle ein. Der Begriff Achtsamkeit ist dabei ursprünglich eine Übersetzung des Sanskrit-Worte „Sati", das „erinnern" bedeutet. Hierbei soll unter „erinnern" die Schaffung der Bewusstheit für den gegenwärtigen Moment verstanden werden – etwa so, wie wenn ich zu einem Kind sage: „Erinnere dich, wo du bist". Es wurde in den buddhistischen Texten gebraucht, um die wache Bewusstheit zu bezeichnen, die jeden Gedanken und jede Handlung begleitet.

Im Zusammenhang mit der Integration des Achtsamkeitsprinzips in den Westen erscheinen uns zwei Aspekte besonders wichtig. Zum einen stellen auch die in den buddhistischen Texten dargestellten Konzepte und Abhandlungen kein rein theoretisches Wissen dar. Es wird immer wieder betont, dass sich diejenigen, die sich um ein Verständnis von Achtsamkeit bemühen möchten, dies nur können, wenn sie das Gelesene und Gehörte mit ihren eigenen Erfahrungen in Beziehung setzen und es im Sinne einer Übung ins eigene Leben integrieren. Zum anderen erscheint es uns wichtig darauf zu verweisen, dass die meisten Meditationslehrer betonen, dass Achtsamkeit eine allgemeinmenschliche Fähigkeit ist, die nicht an einen spezifischen kulturellen oder religiösen Kontext gebunden ist. In vielen Kulturen wurden Wege entwickelt, um Achtsamkeit zu fördern (z. B. Einführung von Zeiten der Kontemplation und der Besinnung in den Tages- und Jahresablauf), auch dann, wenn dies nicht explizit als Entwicklung von Achtsamkeit benannt wurde.

Darüber hinaus sollte betont werden, dass für jemanden, der sich auf solche Übungen einlässt, nicht die „Konversion" zu spezifischen (z. B. buddhistischen) Überzeugungen notwendig ist, sondern nur eine Offenheit für die Praxis von Übungen. Gerade im Bereich der klinisch-therapeutischen Anwendung von Achtsamkeit erscheint es uns essenziell, den Patienten keine Weltbilder aufoktroieren zu wollen. Jeder – sowohl Patient als auch Therapeut – sollte für sich selbst herausfinden, wo und in welchem Umfang für ihn die Praxis der Achtsamkeit sinnvoll und bereichernd sein kann.

1.2 Darstellung achtsamkeitsbasierter Verfahren

Mittlerweile liegen eine Reihe von Behandlungsansätzen vor, in denen die Entwicklung von Achtsamkeit eine wichtige Rolle spielt. Die Ansätze unterscheiden sich dahingehend, wie zentral die Rolle der Achtsamkeit in den entsprechenden Ansätzen ist. Von *achtsamkeitsbasierten* Ansätzen sprechen wir dann, wenn die Entwicklung von Achtsamkeit als zentrales Therapieprinzip angesehen wird (Mindfulness-based Stress Reduction und Mindfulness-based Cognitive Therapy), von *achtsamkeitsinformierten* Ansätzen, wenn Achtsamkeit zwar eine wichtige Rolle im Rahmen der Therapieformen spielt, aber auch andere Therapieprinzipien eine gleichrangige Bedeutung haben (siehe Kapitel 1.2.3).

1.2.1 Mindfulness-based Stress Reduction (MBSR)

Die Entwicklung von Achtsamkeit ist das zentrale Behandlungselement im seit Mitte der 1970er Jahre von Jon Kabat-Zinn (1990, 2006) entwickelten Mindfulness-based Stress Reduction-Programm (MBSR). Es handelt sich um ein achtwöchiges erfahrungs- und übungsbasiertes Gruppenprogramm (Gruppengröße bis 30 Teilnehmer). Die Patienten werden intensiv in sogenannten formellen (z. B. Body San, Sitzmeditation, Yoga-Übungen; siehe Kapitel 4.2.1) und informellen Achtsamkeitsübungen (zur Integration von Achtsamkeit in den Alltag; siehe Kapitel 4.2.1.7) geschult. Jede Sitzung beginnt mit einer längeren formellen Achtsamkeitsübung (ca. 20 bis 40 Minuten). Ein zentrales Kennzeichen von MBSR-Kursen besteht darin, dass in der Gruppe ausführlich über die Erfahrungen und Schwierigkeiten während der formellen Übungen und bei der Übertragung von Achtsamkeit in den Alltag gesprochen wird (für genauere Hinweise siehe Kapitel 4.2.1). Zusätzlich werden in den MBSR-Kursen Ergebnisse und Ansätze aus der Stressforschung vorgestellt und Schwerpunktthemen (z. B. Umgang mit schwierigen Gefühlen, achtsame Kommunikation, Selbstachtung/Mitgefühl

Mindfulness-based Stress Reduction (MBSR)

Mindfulness-based Cognitive Therapy (MBCT)

oder Umgang mit Schmerzen) mit den Kursteilnehmern bearbeitet. Die in der Regel wöchentlichen durchgeführten Gruppensitzungen dauern ca. 2½ Stunden. Zusätzlich findet ein sogenannter Tag der Achtsamkeit statt, in dem Patienten die Gelegenheit bekommen, über mehrere Stunden hinweg ihre Praxis zu vertiefen (für einen praxisnahen Einblick in das MBSR-Programm siehe Lehrhaupt & Meibert, 2010).

Ursprünglich wurde MBSR vor allem für die Behandlung von Patienten mit chronischen körperlichen Erkrankungen (z. B. chronische Schmerzen) entwickelt. Mittlerweile liegen eine Vielzahl von Untersuchungen zu MBSR auch bei anderen Störungsbildern wie Angststörungen, Essstörungen (MB-EAT: Kristeller & Hallett, 1999) oder Hauterkrankungen vor (für einen Überblick siehe Baer, 2003; Grossman et al., 2004; Hofmann, Sawyer, Witt & Oh, 2010). Beispiele für neuere Entwicklungen sind ein auf Achtsamkeit basierendes Programm zur Rückfallprophylaxe bei Substanzabhängigkeit (Bowen et al., 2009), eine für die Verbesserung der Qualität von Paarbeziehungen entwickelte MBSR-Version von Carson et al. (2006; Mindfulness-Based Relationship Enhancement, MBRE) und ein auf Achtsamkeitsprinzipien basierendes Programm zur Geburts- und Elternschaftsvorbereitung (Mindfulness-Based Childbirth and Parenting; Duncan & Bardacke, 2010).

1.2.2 Mindfulness-based Cognitive Therapy

Segal, Williams und Teasdale (2002, 2008) entwickelten im Zuge ihrer Forschung zum Rückfallgeschehen bei Depression die achtsamkeitsbasierte kognitive Therapie („Mindfulness-based Cognitive Therapy", MBCT), indem sie die Grundstruktur des MBSR-Programms um kognitiv-verhaltenstherapeutische Elemente ergänzten, die spezifisch auf die Behandlung von ehemals Depressiven zugeschnitten sind (Informationsvermittlung zu Depressionen, Umgang mit Gedanken, Rückfallpläne etc.). Das Manual umfasst eine ausführliche Darstellung der Hintergründe des MBCT-Programms und eine detaillierte Darstellung der acht zweistündigen Gruppensitzungen. Die Kursgröße beträgt maximal 12 Patienten. Zentraler Bestandteil der Gruppensitzungen ist die Durchführung von formellen Achtsamkeitsübungen und deren Besprechung in der Gruppe.

Wirksamkeit von MBCT als Rückfallprophylaxe bei Depressionen

Ausgangspunkt für die Entwicklung von MBCT war die Beobachtung, dass das Rückfallrisiko bei ehemals depressiven Personen sehr hoch ist. Gerade für Patienten mit mehreren Episoden in der Vorgeschichte liegt das Risiko bei mindestens 80 %. Auch nach erfolgreicher psychotherapeutischer oder pharmakologischer Behandlung der Akutphase bleibt das Rückfallrisiko deutlich erhöht (Hollon et al., 2005). Aufgrund von empirischen Befunden und theoretischen Modellen zum Rückfallgeschehen bei Depressionen (siehe Kapitel 2.1) und der eigenen persönlichen Erfahrung der

Autoren mit dem MBSR-Programm erschien ihnen das Üben von Achtsamkeit als eine wichtige Methode, die ehemals depressive Patienten dabei unterstützen kann, depressive Rückfälle zu verhindern. In mehreren methodisch aufwendigen Studien wurde die Wirksamkeit von MBCT bei der Rückfallprophylaxe von Depressionen bisher untersucht. Hier zeigten sich für Patienten mit drei oder mehr depressiven Episoden in der Vorgeschichte bedeutsame Reduktionen der Rückfallraten im Vergleich zu einer Standardbehandlung (Godfrin & van Heeringen, 2010; Ma & Teasdale, 2004; Teasdale et al., 2000) oder eine Verlängerung der Zeit, bis Patienten wieder einen Rückfall erlitten (Bondolfi et al., 2010); MBCT zeigte sich im Vergleich zu einer medikamentösen Erhaltungstherapie (Kuyken et al., 2008) – dem derzeitigen „Goldstandard" im Bereich der Rückfallprophylaxe bei Depression – als gleich wirksam (die Ergebnisse dieser Studien werden ausführlich im Kapitel 3 vorgestellt).

Darüber hinaus wurden Adaptationen von MBCT für andere Störungsbereiche entwickelt (z. B. Schlafstörungen [MBCT-I], Heidenreich et al., 2006), für die vorläufige Wirksamkeitshinweise aus ersten kleineren unkontrollierten Studien vorliegen.

1.2.3 Weitere achtsamkeitsinformierte Verfahren

Neben diesen beiden Verfahren, bei denen Achtsamkeit als zentrales Therapieprinzip angesehen wird, gibt es noch weitere Behandlungsprogramme, in denen die Vermittlung von Achtsamkeit ebenfalls wichtig ist, aber auch andere Therapieelemente gleichrangig angewendet werden. Hier ist zum einen die von Linehan zur Behandlung von Patienten mit Borderline-Persönlichkeitsstörungen entwickelte dialektisch-behaviorale Therapie (DBT) zu nennen. Die DBT umfasst zwei Schwerpunkte: Einzeltherapie, vor allem zur Bearbeitung akuter Krisen und Traumata, und Gruppentherapie zum Erlernen neuer Fertigkeiten (Skills Training). Achtsamkeit, vermittelt durch kürzere Übungen, steht am Beginn des Fertigkeitentrainings (Linehan, 1993). Außerdem sollte Achtsamkeit als „Hintergrundprinzip" das Verhalten des Therapeuten auch während anderer Behandlungselemente, in denen es nicht explizit um die Entwicklung von Achtsamkeit geht, prägen.

Dialektisch-behaviorale Therapie (DBT) nach Linehan

Ein weiteres Verfahren, in dem achtsamkeitsbasierte Therapieelemente angewendet werden, ist die Acceptance and Commitment Therapy (ACT; Hayes, Strosahl & Wilson, 1999/2004). Im Rahmen von ACT sollen vor allem zwei zentrale Prinzipien vermittelt werden: Steigerung von Akzeptanz und Förderung von werteorientiertem Leben. In ACT wird davon ausgegangen, dass den meisten psychischen Störungen eine Vermeidung von sogenannten privaten Erfahrungen (d. h. Gedanken, Gefühlen, Körperzuständen) zugrunde liegt (z. B. Panikstörungen: Vermeidung des Erlebens

Acceptance and Commitment Therapy (ACT)

von intensiven Angstsymptomen, Zwangsstörungen: Versuche, Gefühle von Ekel, Unruhe oder bestimmte beunruhigende Gedanken zu vermeiden). Diese Vermeidung von inneren Erfahrungen stabilisiert die Störung und schränkt die Möglichkeit, ein wertbesetztes Leben zu führen, immer mehr ein. (Kürzere) Achtsamkeitsübungen werden, in Kombination mit anderen Therapieelementen, im Rahmen von ACT eingesetzt, um Patienten zu unterstützen, gegenüber ihren inneren Erfahrungen eine grundlegend akzeptierende Haltung zu entwickeln. Akzeptanz ist dabei aber kein Selbstzweck. Sie dient vielmehr dazu, engagiertes Handeln in Richtung der vom Patienten gewählten Werthaltungen (z. B. in Bereichen wie Familie, Beruf oder Spiritualität) zu unterstützen. Für eine Übersicht zu empirischen Befunden zu DBT und ACT siehe Michalak, Heidenreich und Bohus (2006).

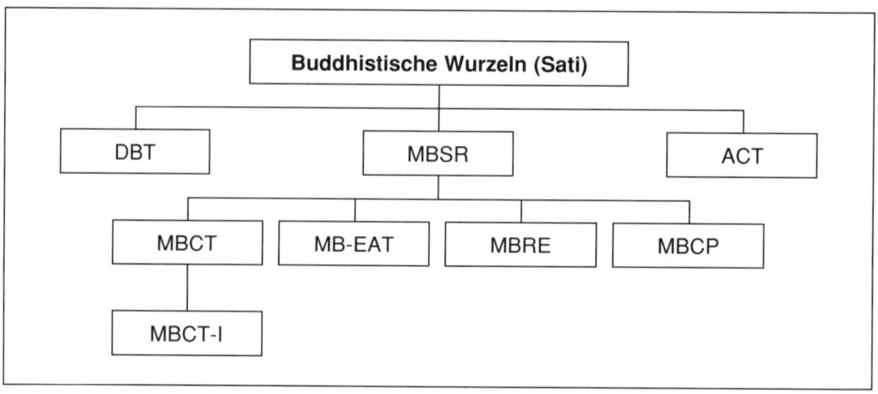

Abbildung 1: Überblick über unterschiedliche achtsamkeitsbasierte und -informierte Ansätze

Traumatherapie nach Reddemann

Alliance Ruptures-Ansatz nach Safran und Muran

Auch in einigen stärker psychodynamisch orientierten Ansätzen wird in den letzten Jahren mit der Integration von Achtsamkeit gearbeitet. Im deutschsprachigen Raum ist hier vor allem die Traumatherapie von Reddemann (2006) zu nennen. Durch Achtsamkeit soll hier das gestörte Hier-und-Jetzt-Erleben der Patienten gefördert und dissoziativen Zuständen vorgebeugt werden. Beim Alliance Ruptures-Ansatz von Safran und Muran (2000) soll Achtsamkeit den Therapeuten (und Patienten) dabei helfen, mit Brüchen in der therapeutischen Beziehung umzugehen. Achtsamkeit soll dabei ermöglichen, subtile Ablaufmuster in der therapeutischen Interaktion wahrzunehmen und offener und flexibler mit der therapeutischen Beziehung umzugehen. Letztendliches Ziel ist es dann, über die interaktionellen Ablaufmuster in einen metakommunikativen Austauschprozess zu kommen. Spezielle Achtsamkeitsübungen für Patienten werden dabei nicht vermittelt. Die Therapeuten selbst sollen sich aber in Achtsamkeit schulen.

2 Theoretischer Hintergrund des Verfahrens

Im Folgenden möchten wir den theoretischen Hintergrund der Anwendung von achtsamkeitsbasierten Verfahren darstellen. Wir werden dabei zuerst auf die theoretischen Hintergründe eingehen, die dazu geführt haben, dass Achtsamkeit im Rahmen der Rückfallprophylaxe bei Depressionen angewendet wurde. Auf der Grundlage dieser Modelle werden wir im Weiteren auch unsere Vorschläge für eine Erweiterung des Anwendungsspektrums achtsamkeitsbasierter Verfahren begründen. Unter einer Anwendungsperspektive sollen die folgenden Ausführungen den Therapeuten vor allem bei der Vermittlung der Verfahren an die Patienten unterstützen und ihm Hinweise für mögliche Indikationskriterien liefern.

2.1 Differenzielle Aktivierung negativer Kognitionen

Kognitive Modelle nach Beck

Die frühen, vor allem von Beck entwickelten kognitiven Modelle gehen davon aus, dass für Depressionen vulnerable Personen aufgrund von Erfahrungen im Laufe ihrer Entwicklung (z. B. Traumata, ungünstige Erziehungsstile) dysfunktionale kognitive Schemata und Grundannahmen ausbilden. Diese sind dadurch gekennzeichnet, dass der Selbstwert an rigide Maßstäbe geknüpft ist („Nur wenn ich von allen Menschen gemocht werde, bin ich ein liebenswerter Mensch"; „Man darf keine Fehler machen, sonst ist man ein Versager"). Tritt nun im Leben einer Person mit solchen dysfunktionalen Grundannahmen ein Ereignis auf, das wie ein Schlüssel in das Schloss ihrer Annahmen passt (z. B. Zurückweisung oder Trennung bei einer Person mit ungünstigen Grundannahmen im interpersonellen Bereich), so aktiviert dies automatische Gedanken, die sich auf die eigene Person („Ich bin nicht liebenswert"), die Zukunft („Ich werde niemals gute Beziehungen zu anderen Menschen haben") und die Umwelt („Andere sind liebenswerter als ich") beziehen. Diese Gedanken leiten dann nach Beck eine depressive Episode mit den vielfältigen Symptomen auf motivationaler, physiologischer und emotionaler Ebene ein. Beck zufolge sind dysfunktionale Grundannahmen stabil und sowohl während einer depressiven Episode als auch nach ihrem Abklingen vorhanden.

Empirie der Beckschen Theorie

Empirisch ließen sich die Annahmen der Beckschen Theorie nur zum Teil bestätigen. Zwar ist das Denken in einer akuten Episode durch dysfunktionale Grundannahmen geprägt. Klingt der akute depressive Zustand allerdings ab, lässt sich bei ehemals depressiven Personen in normaler Stimmung kein erhöhter Glaube an dysfunktionale Grundüberzeugungen mehr nachweisen (für einen Überblick siehe Ingram, Miranda & Segal, 1998).

Es scheint also nicht so zu sein, dass das Denken ehemals Depressiver durchgehend (d.h. auch außerhalb von depressiven Episoden) durch dysfunktionale Grundannahmen geprägt ist.

Neuere Modelle zu Rückfallgeschehen bei Depressionen

Neuere kognitive Depressionsmodelle

Neuere kognitive Depressionsmodelle betonen vor allem einen dynamischen Aufschaukelungsaspekt, der für das erhöhte Rückfallrisiko ehemals depressiver Personen verantwortlich ist. Dysfunktionale Grundannahmen und negative Gedankenmuster kennzeichnen das Denken von ehemals Depressiven dabei nicht durchgehend (trait-like), sondern werden besonders leicht bereits durch moderat dysphorische Stimmung aktiviert („differential activation hypothesis"; Teasdale, 1988). Während die meisten Menschen solche Zustände dysphorischer Stimmung von Zeit zu Zeit erleben, lösen sie bei ehemals depressiven Personen eine besonders große und möglicherweise einschneidende Änderung ihrer Gedankenmuster aus. Diese Gedankenmuster beinhalten meist globale, negative Selbsturteile, Hoffnungslosigkeit oder auch Erinnerungen und Bilder, welche mit negativen Ereignissen und früheren depressiven Zuständen verknüpft sind. Im Rahmen eines Aufschaukelungsprozesses (vgl. Abb. 2) verschlechtern oder stabilisieren diese negativen Gedankenmuster die Stimmung, was wiederum zur Verfestigung und weiteren Aktivierung dieser Gedankenmuster beiträgt. Zusätzlich tragen ungünstige Verhaltensweisen (z.B. Passivität, Rückzug) zu diesem depressiven Aufschaukelungsprozess bei.

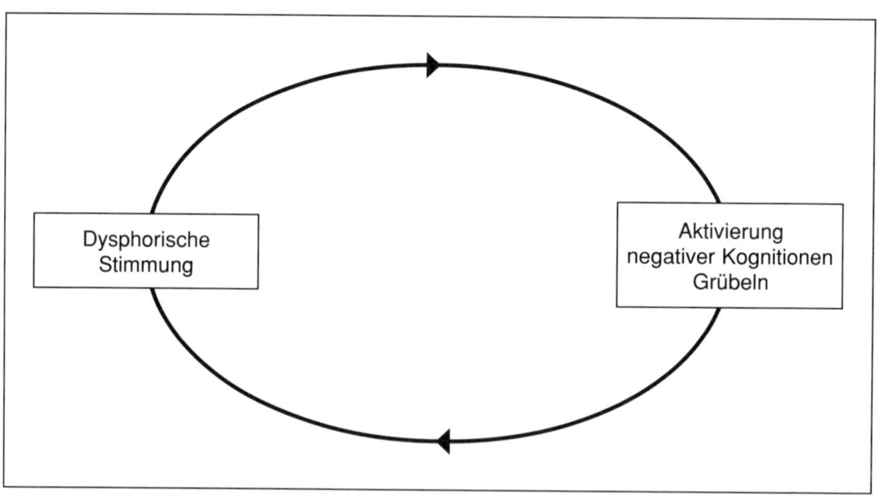

Abbildung 2: Modell der differenziellen Aktivierung (nach Teasdale, 1988)

Empirisch ließen sich diese Annahmen gut bestätigen. So konnten Segal et al. (1999, 2006) zeigen, dass die Leichtigkeit, mit der dysfunktionale Grundannahmen durch negative Stimmung aktiviert werden konnten, das Rückfallrisiko über längere Zeiträume vorhersagen konnte.

2.2 Grübeln und diskrepanzbasierte Informationsverarbeitung

Nach der Aktivierung solcher negativer Kognitionen in Form von selbstabwertenden Gedanken, Hoffnungslosigkeit und negativen Bildern ist auch der weitere Umgang mit diesen von kritischer Bedeutung: Häufig führen diese Phänomene zu ungünstigen Versuchen, den derzeitigen Zustand zu verändern. Diese Versuche sind Ausdruck eines bestimmten mentalen Modus („mode of mind"), der vor allem durch diskrepanzbasierte Informationsverarbeitung gekennzeichnet ist: Diese bezeichnet eine Haltung, in der ein Ist-Zustand kontinuierlich mit einem erwünschten Soll-Zustand verglichen wird. Besteht eine Diskrepanz zwischen Ist und Soll werden Handlungen initiiert, die diese Diskrepanz reduzieren sollen. Darüber hinaus kann auch ein Vergleich zwischen einem Ist-Zustand und einem unerwünschten Zustand stattfinden. In diesem Fall versucht die Person, den Abstand zwischen Ist und dem nicht erwünschten Soll (weiter) zu vergrößern. In beiden Fällen befindet sich die Person in einem diskrepanzbasierten Problemlösemodus der dadurch gegenzeichnet ist, dass meist sprachnahe *Repräsentationen* des gegenwärtigen Zustands und des erwünschten (bzw. zu vermeidenden) Zustands gebildet werden, sodass der Abstand zwischen ihnen überprüft werden kann. Die Person ist also in einem sprachnahen Modus, der von der konkreten Erfahrung abstrahiert (z. B. „Vor drei Monaten ging es mir viel besser als heute"), und nicht in einem experientiell-erfahrungsbasierten Modus, bei dem nicht *über Erfahrungen nachgedacht* wird, sondern diese vital erlebt werden (z. B. die Person spürt ganz konkret – auch auf körperlicher Ebene – das Gefühl der Trauer oder nimmt die aktuell gegenwärtige äußere Situation in direktem Kontakt mit den Sinnen wahr). Obwohl der sprachlich-konzeptuelle Modus im Bereich der aktiven Veränderung der „äußeren" Welt seine große Stärke hat, kann er, angewandt auf innere Zustände, ungünstige Auswirkungen haben. Dieser abstrakte, im Gegensatz zum experientiellen Modus ist kennzeichnend für dysfunktionale repetitive mentale Zustände (Watkins, 2008). Da Ist- und Soll-Zustand auf analytischer Ebene repräsentiert sind, sind in der Regel auch die in diesem Modus durchgeführten „Operationen" konzeptioneller Art: Grübeln und Sorgen bzw. Versuche, Gedanken oder Gefühle zu unterdrücken. Der diskrepanzorientierte Modus kann aus verschiedenen Gründen ungünstige Auswirkungen haben. Erstens kann der Vergleich zwischen Ist- und Soll-Zustand (z. B. aktuelle Stimmung – Stimmung, wie

Mode of Mind

Mögliche Auswirkungen des diskrepanzorientierten Modus

sie sein soll) das Leiden noch vergrößern (bzw. den [emotionalen] Schmerz überhaupt erst zum *Leiden* machen), zweitens beeinträchtigen bzw. reduzieren Problemlöseversuche wie Grübeln oder Sich-Sorgen in der Regel die Problemlösefähigkeiten (Donaldson & Lam, 2004) und drittens erhöhen einige internale Handlungen wie das Unterdrücken von Gedanken, Gefühlen oder inneren Bildern die Wahrscheinlichkeit, später Intrusionen zu erleben. So konnten Untersuchungen zur Gedankenunterdrückung zeigen, dass solche Versuche nur kurzfristig wirksam sind, langfristig aber zum häufigeren Wiederauftauchen der unterdrückten Gedanken führen (Abramowitz, Tolin & Street, 2001). Des Weiteren kann angenommen werden, dass der diskrepanzbasierte Modus – angewandt auf innere Zustände – Teil einer inneren Vermeidung sein kann: Er führt dazu, dass innere Zustände nicht „ganzheitlich" – also auch körperlich – wahrgenommen werden, sondern dass affektive Schemata nur unvollständig aktiviert werden (z. B. ich *denke* an den Streit von gestern und „spiele" diese Situation gedanklich immer wieder durch vs. ich *spüre* das Gefühl der Enttäuschung und Traurigkeit im gegenwärtigen Moment). Dies kann dazu führen, dass die emotionale Verarbeitung (emotional processing) nur unvollständig erfolgen kann (Teasdale, 1999).

2.3 Dysfunktionale Identifikation mit Sprache – ein Problem generellerer Art

Beiden oben aufgeführten Ansätzen ist auf einer grundlegenderen Ebene gemeinsam, dass als (eine) Quelle für Depression und andere psychische Störungen, die mit ungünstigen sich wiederholenden Gedanken verbunden sind, eine dysfunktionale Überidentifikation mit Sprache angenommen wird (Hayes et al., 1999). Diese Überidentifikation besteht darin, Gedanken „wörtlich" zu nehmen und sich durch sie von der Erfahrung des Hier-und-Jetzt wegtragen zu lassen und dabei nicht zu erkennen, dass Gedanken mentale Ereignisse sind (Gedanken sind „nur" Gedanken). Diese können mehr oder weniger valide sein, stellen aber immer Abstraktionen von der konkreten Situation dar. Klar ist, dass wir alle (also sowohl Patienten als auch Therapeuten) diese Identifikation, also die Tendenz Gedanken wörtlich zu nehmen, in mehr oder minder stark ausgeprägter Form aufweisen. Bei Menschen mit Depressionen (und anderen psychischen Störungen) können sich daraus aber besonders leicht die oben beschriebenen ungünstigen Auswirkungen ergeben. Nach einem Misserfolgserlebnis kann beispielsweise eine negative Stimmung und Gedanken wie „Ich bin ein Versager", „Das bekomme ich nie hin", „Alle anderen schaffen das viel besser als ich" auftreten. Werden diese Gedanken nicht als Gedanken erkannt, sondern identifiziert sich der Betreffende mit ihnen und hält sie für valide Beschreibungen seiner selbst bzw. für valide Aussagen über die Zu-

Gedanken „wörtlich" nehmen

Negative Auswirkung auf die Stimmung

kunft und über sein Verhältnis zur Umwelt, so ist die Gefahr groß, dass diese Gedanken sich stark negativ auf seine Stimmung auswirken (Verstärkung des negativen Affekts). Demgemäß können sie auch sein Verhalten deutlich beeinflussen (passiver Rückzug und Aufgeben) und so viele kognitive Ressourcen binden, dass er nicht mehr fähig ist, den „Reichtum" der gegenwärtigen Situation, auch mit all ihren „Nicht-Misserfolgs-Aspekten", wahrzunehmen (Verengung der Aufmerksamkeit). Die begrenzte mentale Verarbeitungskapazität ist mit Simulationen (der Vergangenheit, der Zukunft oder anderer konzeptueller Repräsentation) angefüllt, sodass keine Verarbeitungskapazität für die aktuellen sensorischen Erfahrungen (sehen, hören, tasten, schmecken, fühlen) bleibt (Smallwood & Schooler, 2006; Teasdale et al., 1995). Bildet er dann eine sprachliche Repräsentation seines inneren Zustandes (z. B. Label: „Ich werde wieder depressiv") und des Zustands, der erstrebt bzw. vermieden werden soll (z. B. „Ich muss alles tun, damit dies nicht passiert"), ist die Gefahr groß, dass ungünstige „Operationen" sprachnaher Art wie Grübeln oder Versuche, Gedanken oder Gefühle zu unterdrücken, durchgeführt werden. Es wird also versucht, *gedankenbasierte* Prozesse zu benutzten, um innere Probleme zu elaborieren, zu lösen oder ihnen zu entkommen und es wird an diesen Prozessen *festgehalten*, auch wenn sie die Probleme nicht lösen (Williams, 2008). Sprache erscheint somit als janusköpfiges Phänomen: sie erlaubt in Vergangenheit und Zukunft zu schauen, Dinge zu analysieren und zu planen, aber wenn Sprache zu wörtlich genommen wird, können gerade im Umgang mit internen Erlebnissen Störungen resultieren, da dysfunktionale Verarbeitungsstrategien angestoßen werden (zum Problem von Sprache siehe ausführlich Hayes, Strosahl & Wilson, 1999).

Verengung der Aufmerksamkeit

Ungünstige „Operationen": Grübeln oder Unterdrückung von Gedanken oder Gefühlen

Betont werden sollte allerdings, dass wir nicht davon ausgehen, dass sprachliche Prozesse prinzipiell ungünstig für den Umgang mit inneren Phänomen wie Gedanken oder Gefühlen sein müssen. So stellt beispielsweise die Fähigkeit, sich selbst in schwierigen Situationen zu unterstützen (z. B. sich Mut machen; sich die Vergänglichkeit von Situationen und Gefühlen bewusst zu machen) eine wichtige Facette eines selbstfürsorglichen Umgangs mit Gefühlen dar (Berking & Znoj, 2008). Allerdings erscheint dabei zentral, dass dieses sprachliche oder sprachnahe in Beziehung setzten zu den eigenen gegenwärtigen Erfahrungen auf der Basis eines primären Akzeptierens dessen, was gerade da ist, erfolgt und einen flexiblen und pragmatischen (im Gegensatz zu einem verdinglichenden) Umgang mit Sprache beinhaltet.

2.4 Wirkungsweise achtsamkeitsbasierter Verfahren

Was kann Menschen nun darin unterstützen, aus diesem ungünstigen Aufschaukelungsprozess aus negativen Gedanken und Stimmung auszusteigen und welche Alternative gibt es zu dem problematischen mentalen

Modus, der durch Grübeln und diskrepanzbasierter Informationsverarbeitung gekennzeichnet ist?

Veränderte Haltung gegenüber Gedanken und anderen inneren Erlebnissen

Merke: Disidentification

Im Rahmen von MBCT wird davon ausgegangen, dass eine zentrale Fertigkeit, die die Patienten lernen sollten, eine Veränderung der Haltung gegenüber ihren Gedanken und anderen inneren Erlebnissen ist. Diese veränderte Haltung wird als „decentering" oder „disidentification" bezeichnet. Die Patienten sollen – vor allem durch das Üben von Achtsamkeit – dabei unterstützt werden, sich nicht mit ihren Gedanken zu identifizieren, sondern sie als das zu sehen, was sie letztendlich sind: mentale Ereignisse.

Im Rahmen von MBCT wird dabei, im Gegensatz zur klassischen kognitiven Therapie, keine direkte Veränderung von Gedanken angestrebt. Negative und dysfunktionale Gedanken werden nicht disputiert und gezielt modifiziert, sodass sie positiver oder funktionaler werden. Die Patienten lernen vielmehr im Rahmen der Übungen, Gedanken (schon sehr frühzeitig) zu erkennen, diese loszulassen (d.h. ihrer Eigendynamik zu überlassen) und zum Fokus der Aufmerksamkeit im Hier-und-Jetzt (z.B. zur Atmung oder zur derzeit ausgeführten Tätigkeit) zurückzukommen (Fokussierung der Aufmerksamkeit auf das Hier-und-Jetzt). Dies alles soll so gut es geht in einer (inneren) Atmosphäre von geduldigem, offenherzigem und nicht wertendem Mitgefühl mit sich selber geschehen. Die Übung der Achtsamkeit kann durch die Erhöhung der Bewusstheit für Gefühle, Gedanken und Körperempfindungen dabei helfen, ungünstige Aufschaukelungsprozesse Stunden, Tage oder gar Wochen früher zu erkennen, bevor sie sich zu einem manifesten depressiven Rückfall verfestigt haben. Dies erleichtert ein flexibles und selbstfürsorgliches Umgehen mit Gedanken, Gefühlen und Körperempfindungen, das bei einer Eskalierung des Aufschaukelungsprozesses immer schwieriger wird.

Dabei sollte Achtsamkeit nicht mit einer einfachen Ablenkungsstrategie gleichgesetzt werden. Der Versuch, Dinge von der „Werkbank des Geistes" durch Ablenkung zu verbannen, funktioniert nicht, weil die Inhalte eine hohe emotionale Wichtigkeit besitzen und wir deswegen wieder zu diesen hingezogen werden. Zieht deswegen zum Beispiel im Rahmen einer Übung eine Erfahrung (z.B. ein negatives Gefühl oder eine Körperempfindung) die Aufmerksamkeit sehr stark auf sich und ist es deswegen schwer, den Fokus der Aufmerksamkeit zum Beispiel ausschließlich beim Atem zu lassen, so werden die Übenden dazu ermuntert, die konkrete körperliche Manifestation dieses Gefühls achtsam, mit möglichst großer Offenheit und mit möglichst großem Mitgefühl mit sich selbst, wahrzunehmen, statt in Gedankenketten (über ein Ereignisse oder über ihren derzeitigen Zustand) einzusteigen (Fokussierung der Aufmerksamkeit auf die körperliche Manifestation eines Problems im Hier-und-Jetzt). Hierdurch kann die Vermeidung von innerem Erleben abgebaut werden und der Übende wird eingeladen, von einem diskrepanzbasierten „Modus des Tuns“ so gut es geht in einen akzeptierenden und offenen „Seins-Modus“ überzugehen. Häufig ist dabei ein Anspruch auf Perfektion zu beobachten („Ich muss doch jetzt das schwierige Gefühl akzeptieren – ich darf nicht Grübeln“). Hier kann sich also sehr schnell die Tendenz einschleichen, den „Seins-Modus“ in einen „verkappten“ „Modus des Tuns“ zu verwandeln. Diese Tendenz ist „ganz normal“ und sollte so gut es geht in eine freundliche Haltung sich selber gegenüber eingebettet werden: Es geht nicht darum, die Dinge gut oder perfekt zu machen, ich darf mir die Erlaubnis geben, so zu sein, wie ich derzeit nun mal bin.

Vom Diskrepanzorientierten Doing-Modus zum akzeptierenden und offenen Being-Modus

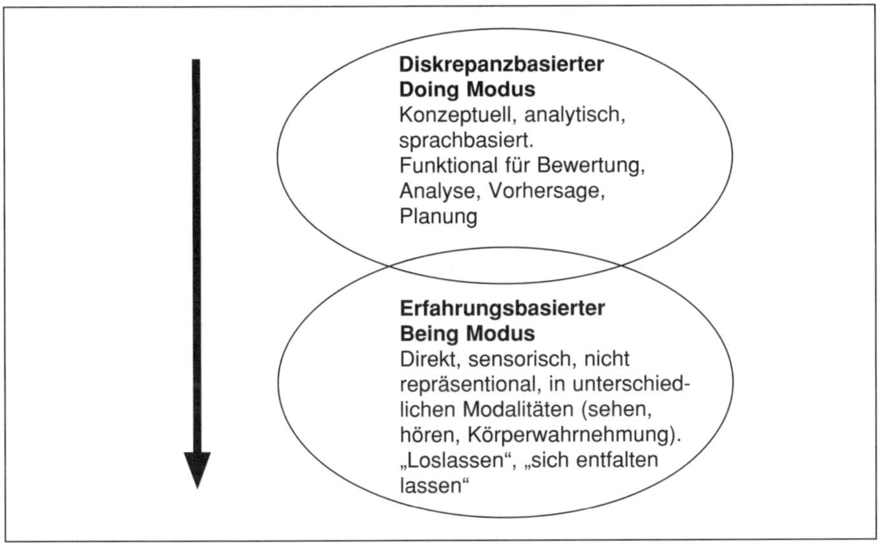

Abbildung 3: Diskrepanzbasierter und erfahrungsbasierter mentaler Modus

Abbildung 3 verdeutlicht diese durch das Üben von Achtsamkeit geförderte Veränderung in den mentalen Modi. Dabei ist zu beachten, dass bei (erwachsenen) Menschen der konzeptionelle „Modus des Tuns“ meist habituell und automatisch anspringt. Deswegen wird im Rahmen von MBCT davon ausgegangen, dass es wichtig ist, den Kontakt mit dem erfahrungsbezogenen „Seins-Modus“ gezielt zu kultivieren. Ziel ist dabei nicht, Grübeln oder Sorgen einfach zu stoppen (im Sinne von Gedankenstopp), sondern eine neue Art der Verarbeitung zu fördern, die durch ihre Gegenwartsbezogenheit und ihren Bezug auf das konkrete Erleben einen alternativen Modus darstellt. In diesem Modus kann sogar das Grübeln im weiteren „Raum“ der Achtsamkeit „gehalten werden“.

Bei der Interpretation der Abbildung und des bis jetzt Ausgeführten sollten allerdings Einseitigkeiten vermieden werden. Eine Einseitigkeit könnte darin bestehen, den „Modus des Tuns" im Umgang mit psychischen Störungen oder speziell mit depressiven Beschwerden prinzipiell zu „diskreditieren". Neben den oben aufgeführten ungünstigen Auswirkungen eines einseitigen „Modus des Tuns" kann es natürlich sinnvoll sein, dass es Phasen gibt, in denen sich Patienten (oder Therapeuten) zum Beispiel überlegen und darüber reflektieren, welche Verhaltensweisen oder kognitiven Stile langfristig stabilisierend sind und welche ungünstige Verhaltensweisen oder Stile möglicherweise verändern werden sollten. Solche Phasen der Reflektion und Veränderung sind auch Bestandteile von MBCT (siehe Kapitel 1.2.2). Allerdings sollte dies immer aus einer möglichst achtsamen und akzeptierenden Haltung heraus erfolgen, da Achtsamkeit dabei helfen kann, ungünstige Zustände möglichst frühzeitig, d. h. bevor sie sich aufgeschaukelt und verfestigt haben, zu erkennen. Die Wahrnehmung dieser Zustände, ohne in die oben dargestellten dysfunktionalen mentalen Modi zu verfallen und die Fähigkeit, achtsam für die Auswirkungen von (auch kleinen) Veränderungen zu sein, stellen wichtige Kompetenzen dar. Der „Seins-Modus" sollte also gewissermaßen die Basis für den „Modus des Tuns" darstellen.

Being-Modus als Grundlage für den Doing-Modus

Neben dieser Veränderung des mentalen Modus beinhaltet die Übung von Achtsamkeit eine gezielte Schulung der Aufmerksamkeit. Wir lernen immer wieder – nicht nur in formalen Übungen, sondern den ganzen Tag über – die Aufmerksamkeit auf das Hier-und-Jetzt auszurichten. Das heißt nicht, dass Erinnerungen an die Vergangenheit oder Planungen der Zukunft verboten sind oder unterdrückt werden sollen. Vielmehr geht es darum, bei der Erinnerung an Vergangenes sich des Aktes der Erinnerung bewusst zu sein und bei der Planung, sich des Planens bewusst zu sein. Dabei wird im Rahmen von MBCT angenommen, dass Störungen der Aufmerksamkeit keine reinen Epiphänomene sind, die lediglich als Begleiterscheinungen und häufig auch erste Anzeichen einer Depression (und anderer psychischer Störungen) auftreten. Vielmehr wird angenommen, dass sie Teil eines Aufschaukelungsprozesses sind, der zu Grübeln und negativer Stimmung betragen kann (Killingsworth, 2010). Dementsprechend soll die Schulung der Aufmerksamkeit die Patienten dabei unterstützen, aus dem ungünstigen mentalen Modus, der durch Grübeln und negative Kognitionen gekennzeichnet ist, auszusteigen und in lebendigem Kontakt mit dem Hier-und-Jetzt zu treten.

Schulung der Aufmerksamkeit, um Grübeln und negative Kognitionen zu durchbrechen und das Sein im Hier-und-Jetzt zu fördern

Dieser lebendige Kontakt mit dem Hier-und-Jetzt stellt dabei einen weiteren wichtigen Aspekt der Wirkungsweise von achtsamkeitsbasierter Therapie dar. Er ermöglicht die lebendige Wahrnehmung des Reichtums jedes Augenblicks (Brown & Ryan, 2003). Achtsamkeit kann dabei helfen, die bei uns allen, aber auch bei Menschen mit psychischen Problemen, vorhandene Tendenz, die Aufmerksamkeit auf lediglich problematische Aspekte der Situation und der eigenen Person zu verengen, zu lösen und den „Blick zu weiten". Deswegen sollte Achtsamkeit auch nicht nur in umschriebenen Problemsituationen praktiziert werden, sondern in möglichst allen Situationen des Lebens. In eher schwierigen Situationen kann sie dabei helfen, einen günstigeren Umgang mit ihnen zu entwickeln, in scheinbar neutralen Situation, die wir oft als selbstverständlich nehmen, deren „Reichhaltigkeit" zu entdecken und in schönen Situationen diese bewusst wahrzunehmen und in „Kontakt" mit ihnen zu sein, ohne sich zu sehr an sie zu klammern. Außerdem kann Achtsamkeit mit dem Fokus auf das Hier-und-Jetzt dabei helfen, die bei vielen Patienten (und auch Therapeuten!) zu beobachtende Tendenz des „verschobenen Friedens" bewusst zu machen. Mit dieser Tendenz ist gemeint, dass das Hier-und-Jetzt der Zukunft „geopfert" wird, etwa unter dem Motto: „Wenn ich das Alles erledigt habe (den Abwasch, die Hausarbeit am Wochenende, das Projekt, meine Zeit als …) – dann (in 10 Minuten, 2 Tagen, 5 Monaten oder 7 Jahren!) kann ich mich ausruhen/mein Leben endlich genießen". Achtsamkeit lädt uns also dazu ein, mit dem Leben so in Kontakt zu sein, wie es sich von Moment zu Moment entfaltet.

Der folgende Kasten gibt einen Überblick über die Wirkungsweise achtsamkeitsbasierter Therapie. Es sollte berücksichtigt werden, dass die einzelnen Aspekte nicht unabhängig voneinander sind, sondern sich wechselseitig beeinflussen und aufeinander aufbauen – also gewissenmaßen eine „Metastruktur" bilden. Diese Metastruktur findet sich auch beim Aufbau des MBCT-Gesamtprogramms wieder.

Wirkungsweise achtsamkeitsbasierter Verfahren

Überblick über die Wirkungsweise achtsamkeitsbasierter Verfahren

1. *Schulung der Aufmerksamkeit:* Steigerung der Konzentration auf das Hier-und-Jetzt. Dadurch auch Unterstützung des gezielten Lösens aus dysfunktionalen Prozessen wie Grübeln und Gedankenkreisen.
2. *Steigerung des Kontakts mit dem Hier-und-Jetzt:* Wahrnehmung und Bewusstmachung des Reichtums jeden Augenblicks.
3. *Veränderung des mentalen Modus:* Von konzeptionellen „Modus des Tuns" zum erfahrungsbezogenen und offenen „Seins-Modus".
4. *Disidentification:* Gedanken als mentale Ereignisse erkennen. Identifikation mit Gedanken/Sprache abbauen
5. *Frühzeitiges Erkennen von ungünstigen Aufschaukelungsprozessen:* Ermöglicht das Aussteigen aus diesen, bevor sie sich stark verfestigt haben.

3 Indikation und Diagnostik

Im folgenden Abschnitt werden wir uns mit Fragen der Indikation und Diagnostik im Rahmen von achtsamkeitsbasierter Therapie beschäftigen. Da derzeit die stärksten empirischen Hinweise für die Durchführung von MBCT zur Rückfallprophylaxe bei ehemals Depressiven vorliegen, werden wir hier unseren Schwerpunkt setzen. Daran anschließend werden wir Fragen der Indiktion und Diagnostik bei achtsamkeitsbasierter Therapie von akuten Depressionen und anderen Störungsbildern diskutieren.

3.1 Rückfallprophylaxe bei Depressionen

3.1.1 Indikation bei ehemals depressiven Patienten

Indikation: MBCT als Rückfallprophylaxe bei ehemals depressiven Patienten

MBCT bei Depressiven mit ≥3 Episoden erfolgreicher als Standardbehandlung

Eine empirisch abgesicherte Indikation für die Anwendung von MBCT stellt die Rückfallprophylaxe bei ehemals depressiven Patienten mit drei oder mehr depressiven Episoden in der Vorgeschichte dar. Derzeit liegen mehrere methodisch anspruchsvolle randomisierte kontrollierte Studien zu diesem Indikationsbereich vor. In den Studien von Teasdale et al. (2000) und Ma und Teasdale (2004) zeigte sich MBCT bei ehemals depressiven Patienten (akut nicht depressiv) mit drei oder mehr Episoden in der Vorgeschichte (70 % der Gesamtstichprobe) einer Standardbehandlung deutlich überlegen (Reduzierung der Rückfallraten um ca. 50 %). Bei Patienten mit lediglich zwei Episoden in der Vorgeschichte (30 % der Gesamtstichprobe) zeigten sich allerdings keine Unterschiede zwischen MBCT und Standardbehandlung. Während in den beiden genannten Studien die Patienten am Beginn von MBCT keine Antidepressiva einnahmen wurden in der Studie von Kuyken et al. (2008) ehemals depressive Patienten mit drei oder mehr Episoden in der Vorgeschichte, die zu Studienbeginn Medikamente einnahmen, einer von zwei Bedingungen zugeordnet. In der einen Gruppe wurden die Medikamente weiter gegeben – also eine medikamentöse Erhaltungstherapie durchgeführt. In der anderen Gruppe sollten die Patienten die Medikamente im Studienzeitraum absetzten und wurden gleichzeitig mit MBCT behandelt. Es zeigte sich, dass MBCT zur Reduktion der Rückfallraten mindestens ebenso effektiv war, wie der derzeitige „gold standard" medikamentöser Erhaltungstherapie und in einigen Outcomekriterien (depressive Restsymptomatik, Anzahl komorbider Störungen, Lebensqualität) diesem sogar überlegen war.

MBCT: mind. genauso effektiv wie medikamentöse Erhaltungstherapie

Von der Leitliniengruppe der Fachgruppe Klinische Psychologie der Deutschen Gesellschaft für Psychologie (de Jong-Meyer, Hautzinger, Kühner & Schramm, 2007) wurde MBCT für Patienten mit drei oder mehr depressiven Episoden in der Vorgeschichte als „wahrscheinlich wirksames“ Therapieverfahren eingestuft. Mit der Studie von Kuyken et al. (2008) sind aus unserer Sicht allerdings die Kriterien für eine Einstufung als „wirksames“ Therapieverfahren mittlerweile erfüllt.

Nun stellt sich die Frage, ob ein Einsatz von MBCT auch bei ehemals depressiven Patienten begründet werden kann, die lediglich zwei (oder eine depressive Episoden) in der Vorgeschichte aufweisen. Ma und Teasdale (2004) untersuchten in ihrer Studie Unterschiede zwischen Patienten mit zwei im Vergleich zu Patienten mit drei oder mehr Episoden in der Vorgeschichte. Es zeigte sich, dass Rückfälle in der Gruppe von Patienten mit zwei Episoden in der Vorgeschichte vor allem mit kritischen Lebensereignissen (Trennung, Arbeitsplatzverlust etc.) in Zusammenhang standen, während sie in der Gruppe von Patienten mit drei oder mehr Episoden in der Regel eher spontan ohne einschneidende äußere Ereignisse auftraten. Somit scheint MBCT das Rückfallrisiko besonders dann zu reduzieren, wenn Rückfälle ohne gravierende äußere Ereignisse auftreten, sondern vor allem durch die oben dargestellten Aufschaukelungsprozesse verursacht werden. Aus einer praktischen Perspektive lässt sich daraus der Hinweis ableiten, dass bei Patienten, die während der Behandlung kritischen Lebensereignissen ausgesetzt sind, möglicherweise eine stärker problembewältigungsorientierte Therapie ergänzt werden sollte.

MBCT besonders wirksam bei Rückfallen ohne gravierende äußere Ereignisse

Ein weiteres Ergebnis der Studie von Ma und Teasdale (2004) war, dass die Patienten mit drei oder mehr Episoden in der Vorgeschichte sich in einigen wichtigen Variablen von den Patienten mit zwei Episoden unterschieden. So waren sie bei Beginn der depressiven Störung in der Regel jünger (durchschnittlich 28 Jahre; Patienten mit weniger als drei Episoden: 34 Jahre) und wiesen mehr belastende Kindheitserfahrungen (Vernachlässigungs- und Missbrauchserfahrungen) auf. Unter praktischen Gesichtspunkten lässt sich somit sagen, dass MBCT für solche ehemals depressive Patienten besonders geeignet erscheint, die einen frühen Störungsbeginn und ungünstige Kindheitserfahrungen aufweisen und zwar möglicherweise auch dann, wenn sie bis zum aktuellen Zeitpunkt noch *nicht* mehr als zwei Episoden aufweisen.

MBCT für Depressive mit frühem Störungsbeginn und belastenden Kindheitserfahrungen besonders geeignet

3.1.2 Diagnostik bei ehemals depressiven Patienten

Klärung bestimmter Fragen im Rahmen eines Vorgesprächs
1. Auslösende und aufrechterhaltende Faktoren
2. Exploration einer möglichen Schwellensenkung
3. Suizidalität

Im Vorgespräch, das einzeln mit den Patienten vor der Durchführung der Gruppenbehandlung durchgeführt wird und ungefähr eine Stunde dauert, sollten folgende diagnostische Fragen geklärt werden:

1. Faktoren, die bei dem jeweiligen Patienten zur Auslösung und Aufrechterhaltung der Depression beigetragen haben (Fragen: z. B. „In welchen Situationen sind Sie depressiv geworden“; „Gibt es Gemeinsamkeiten zwischen diesen Situationen?“).

2. Exploration einer möglichen Senkung der Schwelle zur Auslösung von Depressionen („Gab es Auslöser für Ihre erste depressive Episode?" „Wie sah es mit Auslösern bei späteren Episoden aus?" „Wenn Sie die Auslöser der verschiedenen Episoden vergleichen, können Sie diese bezüglich der Schwere in eine Reihenfolge bringen?").
3. Liegt ein früher Beginn der Depression vor und berichtet der Patient über ungünstige Kindheitserfahrungen wie emotional gleichgültige Erziehungspersonen oder Missbrauchserfahrungen?
4. Suizidaliät: Bei dieser Patientengruppe ist mit einem erhöhten Suizidrisiko gerade in Phasen von Symptomverschlechterung und drohendem bzw. erfolgtem depressiven Rückfall zu rechnen. Es ist deswegen besonders wichtig, bereits während des Vorgesprächs zu den MBCT-Gruppen, das potenzielle Suizidrisiko der Patienten abzuschätzen. Hierbei sollten Fragen zur Suizidalität bei zurückliegenden depressiven Episoden gestellt und die Bedeutung der geplanten MBCT-Behandlung und möglicher Rückfälle geklärt werden. Sieht der Patient MBCT als seine „letzte Chance" und gibt es Hinweise, dass ein möglicher Rückfall vom Patienten katastrophal verarbeitet werden würde (z. B. „Mit einem erneuten Rückfall könnte ich nicht leben, das würde mein Leben ruinieren."), sollte der Zustand des Patient während der Behandlung mit besonderer Aufmerksamkeit beachtet werden. Darüber hinaus sollte allen Patienten (unabhängig vom eingeschätzten Suizidrisiko) zu Beginn der Behandlung der Hinweis gegeben werden, dass sie sich bei krisenhafter Zuspitzung ihres Zustandes an den Therapeuten, der die Gruppen durchführt, wenden sollten. Bei suizidalen Krisen während des MBCT-Kurses sollten die Patienten neben der Gruppenbehandlung auch im Einzelsetting durch einen Psychotherapeuten oder Psychiater behandelt werden.

Folgende weitere Instrumente können zur Diagnostik und Dokumentation eingesetzt werden:

Instrumente zur Diagnostik und Dokumentation
1. Diagnose, Differentialdiagnose: SKID, IDCL
2. Schweregrad der Depression: BDI, HDRS

a) Diagnose, Differenzialdiagnose: Anwendung von strukturierten Interviews (z. B. Strukturiertes Klinisches Interview für DSM-IV) oder Diagnose Checklisten (IDCL) zur Vergabe von ICD-10 Diagnosen.
b) Zur Beurteilung des Schweregrades der Depression können Selbstbeurteilungsinstrumente (BDI, ADS) oder Fremdbeurteilungsinstrumente (HDRS) eingesetzt werden. Diese können im Rahmen der Eingangsdiagnostik zur Erfassung von Residualsymptomen benutzt werden. Die Selbstbeurteilungsskalen können auch dann verwendet werden, um im Verlauf der Behandlung den Zustand der Patienten kontinuierlich zu erfassen.
c) Mittlerweile liegen auch eine Reihe von Selbstbeurteilungsinstrumenten zur Erfassung von Achtsamkeit vor. Kurze eindimensionale Instrumente

sind der „Freiburger Fragebogen zur Achtsamkeit" (Walach et al., 2006) und die „Mindful Attention Awareness Scale" (Brown & Ryan, 2003; deutsch Michalak, Heidenreich, Ströhle & Nachtigall, 2008). Das „Kentucky Inventory of Mindfulness Skills" (Baer et al. 2004; deutsch Ströhle, Nachtigall, Michalak & Heidenreich, 2010) ist eine vierdimensionale Skala (Dimensionen: Beobachten, Beschreiben, Mit Aufmerksamkeit Handeln, Akzeptieren ohne Bewertung). Diese Fragebögen können dem Therapeuten Hinweise auf die Selbstwahrnehmung und Beurteilung der Patienten in Bezug auf Achtsamkeit und deren Veränderung im Rahmen der Behandlung geben, sollten aber nicht mit der konkreten Erfahrung von Achtsamkeit gleichgesetzt werden.

3. Selbstbeurteilungsinstrumente zur Erfassung von Achtsamkeit: Freiburger Fragebogen zur Achtsamkeit, Mindful Attention Awareness Scale, Kentucky Inventory of Mindfulness Skills

3.2 Indikation und Diagnostik bei akut depressiven Patienten

In ersten Pilotstudien wurde MBCT auch bei Patienten eingesetzt, die aktuell unter deutlichen depressiven Symptomen leiden. In zwei unkontrollierten Pilotstudien (Kenny & Williams, 2007; Eisendrath et al.; 2008) zeigten sich bedeutsame und signifikante Reduktionen der depressiven Symptomatik bei Patienten mit chronischen und therapieresistenten Depressionen. Auch in einer ersten explorativen Studie mit Kontrollgruppendesign von Barnhofer, Crane, Hargus, Amarasinghe, Winder und Williams (2009) zeigte sich, dass sich in der Gruppe von 14 Patienten, die mit MBCT behandelt wurden, im Durchschnitt die anfänglich hohen Depressionswerte auf ein niedrigeres Niveau reduzierten. Solche Veränderungen zeigten sich bei den 14 Patienten in der TAU-Gruppe nicht.

MBCT: Günstige Auswirkungen auf depressiven Symptome akut depressiver Patienten

Für akut depressive Patienten können ebenfalls die oben erwähnten diagnostischen Verfahren eingesetzt werden. Da bei diesen Patienten mit einem erhöhten Suizidrisiko zu rechnen ist, sollten ebenfalls die im vorherigen Abschnitt beschriebenen Maßnahmen durchgeführt werden. Außerdem sollte bei dieser Patientengruppe erwogen werden, den Patienten neben der MBCT-Gruppe – auch unabhängig vom Suizidrisiko – kontinuierlich an einen Behandler im Einzelsetting anzubinden, sodass krisenhafte Zuspitzungen möglichst frühzeitig erkannt und behandelt werden können.

Zusätzlich sollte während des Vorgesprächs zusammen mit dem Patienten eingeschätzt werden, ob er aufgrund der Symptomatik (z. B. Konzentrationsstörungen) und dem damit möglicherweise verbundenen eingeschränkten Antrieb in der Lage ist, die im MBCT-Programm vorgesehenen regelmäßigen Achtsamkeitsübungen (an sechs von sieben Tagen in der Woche mindestens 45 Minuten Übung) zu Hause durchzuführen.

Abklärung, ob die Symptomatik die Durchführung regelmäßiger Achtsamkeitsübungen beeinträchtigt

3.3 Indikation und Diagnostik bei anderen Patientengruppen

Achtsamkeitsbasierte Therapie wirkt sich günstig auf „transdiagnostische" dysfunktionale Prozesse aus (Grübeln, Sorgen)

Zu anderen Störungsbereichen liegen derzeit nur vereinzelte Hinweise für die Wirksamkeit von MBCT vor. Die oben aufgeführten theoretischen Überlegungen und die konsistenten Befunde zur Wirksamkeit von MBSR bei sehr unterschiedlichen Störungsbereichen (siehe Kapitel 1.2.1) lassen es allerdings wahrscheinlich erscheinen, dass es für die achtsamkeitsbasierte Therapie nicht nur einen bzw. wenige umschriebene Indikationsbereiche gibt, sondern dass sich achtsamkeitsbasierte Therapie günstig auf eher breitere „transdiagnostische" dysfunktionale Prozesse auswirkt, die bei unterschiedlichen Störungsbildern und Problemen relevant sind (Harvey, Watkins & Mansell, 2004).

Ungünstige und sich wiederholende Gedanken stellen einen dieser dysfunktionalen Prozesse dar. Neben der Erfassung solcher Gedanken im Rahmen der Exploration können solche Phänomene mittlerweile mit einer Reihe von Fragebogenverfahren erfasst werden:

1. *Grübeln:* Für die Erfassung von besonders im Zusammenhang mit dysphorischer Stimmung auftretendem Grübeln wurde von Nolen-Hoeksema und Morrow (1991) der „Response Styles Questionnaire" (RSQ) entwickelt. Dieser Fragebogen erfasst anhand zweier Subskalen die individuellen Ausprägungen der beiden Reaktionsstile Rumination und Ablenkung im Sinne überdauernder Traits. Er liegt in einer deutschen Übersetzung von Kühner, Huffziger und Nolen-Hoeksema (2007) vor.
2. *Sorgen:* (a) Zur Erfassung des Konstrukts „Ausmaß allgemeiner Besorgnis" wurde der „Worry Domains Questionnaire" (WDQ) von Tallis et al. (1992) entwickelt. Anhand von fünf Subskalen werden neben dem generellen Ausmaß von Sorgen spezifische Sorgeninhalte erfasst. Eine deutsche Version des Fragebogens liegt vor (Stöber, 1995). (b) Zur Erfassung des Konstruktes „pathologische Besorgnis" ist der „Penn State Worry Questionnaire" (PSWQ) von Meyer et al. (1990) entwickelt worden. Pathologische Besorgnis bezeichnet sowohl chronische, exzessive wie auch unkontrollierbare Besorgnis. Das erfasste Konstrukt ist relevant im Zusammenhang mit der Diagnostik von depressiven Störungen, Angst- sowie Schlafstörungen. Auch hier liegt eine deutsche Version des Fragebogens vor (Stöber, 1995). (c) Der „Meta-Cognitions Questionnaire" (MCQ) wurde zur Erfassung solcher metakognitiver Annahmen und Prozesse entwickelt, welche sich mit Sorgen befassen („meta-worries"). Anhand von fünf Subskalen (z. B. Positive Annahmen bezüglich Sorgen, negative Annahmen bezüglich der Kontrollierbarkeit von Sorgen und deren Konsequenzen) werden unterschiedliche Dimensionen dieser Metakognitionen erfasst. Eine deutsche Version des Fragebogens liegt vor (Hoyer & Möbius, 2003, vgl. auch den Fragebogen in Becker & Hoyer, 2005).

Die Durchführung von MBCT kann auch dann sinnvoll sein, wenn bei Patienten der Wunsch deutlich wird, einen intensiveren und lebendigeren Kontakt zum Hier-und-Jetzt zu bekommen. Häufig ist dieser Wunsch bei Patienten zu beobachten, die ausgeprägtes Grübeln oder Sorgen zeigen. Mit den Patienten kann im Rahmen der Exploration oder der Zielvereinbarung geklärt werden, ob solche Wünsche vorhanden sind. Hier bietet es sich dann an, einzelne Achtsamkeitselemente in die Therapie zu integrieren oder dem Patienten MBCT- oder MBSR-Kurse anzubieten.

4 Behandlung

Im folgenden Abschnitt werden wir Achtsamkeit als Methode vorstellen, die nach entsprechender Indikationsstellung bei unterschiedlichen Störungsbereichen eingesetzt werden kann (vgl. Kapitel 3). Wir werden achtsamkeitsbasierte Interventionen zunächst in dem Sinne vorstellen, wie sie im Rahmen von MBCT zur Rückfallprävention bei rezidivierender Depression zum Einsatz kommen – dies trägt unserer Überzeugung Rechnung, dass Achtsamkeit hier auf eine systematische und folgerichtig aufgebaute Art und Weise vermittelt werden muss. Neben den Achtsamkeitsübungen im engeren Sinne werden dabei auch Interventionen einbezogen, die den Kontext für Achtsamkeitsübungen schaffen. Bei MBCT zur Rückfallprophylaxe bei Depression sind das vor allem Interventionen, die kognitive und behaviorale Prozesse des Rückfallgeschehens verdeutlichen sollen und mögliche günstige Umgangsweisen mit diesen Prozessen fördern. Wir werden entsprechend in diesem Abschnitt exemplarisch die bei MBCT verwendeten Interventionen bei Depressionen vorstellen, aber auch jeweils kurz auf analoge Inhalte bei anderen Störungen eingehen.

4.1 Achtsamkeitserfahrung des Behandlers

Persönliche Achtsamkeitserfahrungen des Behandlers

Bevor wir die Durchführung achtsamkeitsbasierter Methoden genauer beschreiben, möchten wir auf einen Punkt eingehen, der für Anwendung solcher Verfahren von besonderer Bedeutung ist, nämlich die eigene Achtsamkeitserfahrung des Behandlers.

Es herrscht große Einigkeit unter verschiedenen Vertretern achtsamkeitsbasierter Therapieansätze darin, dass Therapeuten, die mit achtsamkeitsbasierten Methoden arbeiten möchten, dies auf der Grundlage persönlicher

Erfahrungen mit diesem Prinzip in ihrem eigenen Leben tun sollten. Um Achtsamkeit den Patienten glaubwürdig und auf der Grundlage der eigenen Erfahrungen heraus vermitteln zu können, sollte Achtsamkeit für den Behandler selbst ein wichtiges Lebensprinzip darstellen, das eben nicht nur im Therapieraum, sondern auch in seinem Alltag von großer Bedeutung ist. Nur so können Therapeuten aus der „Innenperspektive" – und nicht nur auf „intellektueller" Ebene – auf die Schwierigkeiten der Patienten eingehen und das Potenzial von Achtsamkeit vermitteln. Eine Analogie mag dies verdeutlichen: Ein Schwimmtrainer ist nicht jemand, der die Physik von festen Gegenständen in Wasser kennt, sondern jemand, der weiß, wie man schwimmt. Das hat nicht nur mit Glaubwürdigkeit und Kompetenz zu tun, sondern auch mit einer „Verkörperung" der Fähigkeit, die er unterrichten möchte. Eigene Erfahrungen des Therapeuten dürften dabei hilfreich für den Einsatz auch anderer therapeutischer Prinzipien sein (z. B. eigene Erfahrung eines kognitiven Therapeuten bei der Bearbeitung dysfunktionaler Gedankenmuster im Rahmen der kognitiven Therapie), sind aber besonders für die achtsamkeitsbasierte Arbeit zentral, da es weniger um die Vermittlung regelbasierten Wissens geht, sondern im Kern um das achtsame Einfühlen in den Patienten auf dem Hintergrund der eigenen Achtsamkeitserfahrung, die einen nuancierten und subtilen Umgang damit erlaubt.

MBCT und MBSR: mind. 2 Jahre Erfahrung in Achtsamkeitsmeditation unter Anleitung sowie täglich 45 Min. Achtsamkeitsmeditation

Für Therapeuten, die ganze Behandlungsprogramme wie MBCT oder MBSR durchführen möchten, wird empfohlen, dass sie mindestens zwei Jahre eigene Erfahrung in Achtsamkeitsmeditation unter der Leitung eines Achtsamkeitslehrers haben sollten. Darüber hinaus sollten sie selbst täglich formelle Achtsamkeitsmeditation durchführen, und zwar in dem Umfang, wie auch die Patienten selbst solche Übungen durchführen (ca. 45 Minuten pro Tag).

Fundierte psychotherapeutische und psychopathologische Kenntnisse

Die Anwendung von achtsamkeits- und akzeptanzbasierten Verfahren bei der Behandlung von Patienten mit psychischen Störungen von Krankheitswert erfordert selbstverständlich darüber hinaus ein solides Fundament psychotherapeutischer und psychopathologischer Kenntnisse, wie sie typischerweise in entsprechenden Ausbildungen zum Psychologischen Psychotherapeuten und in Facharztausbildungen (z. B. Psychotherapeutische Medizin und Psychosomatik) vermittelt werden.

Auch Therapeuten, die nicht ein umfassendes achtwöchiges Programm durchführen, sondern nur einzelne der weiter unten dargestellten Achtsamkeitsübungen in ihren Behandlungsplan integrieren möchten, sollten ein hohes Maß an Vertrautheit mit den achtsamkeitsbasierten Therapieelementen besitzen. Da sie weniger stark durch die Struktur eines ausgearbeiteten Behandlungsmanuals unterstützt werden, gehen wir davon aus, dass hier die Anforderungen an die Eigenerfahrung noch höher sind als bei der Durchführung von strukturierten Programmen wie MBCT.

4.2 Darstellung der Vorgehensweisen

Zunächst werden wir nun in den folgenden Abschnitten zentrale Achtsamkeitsübungen vorstellen. Danach werden auch die kognitiv-verhaltenstherapeutischen Behandlungselemente im Rahmen von MBCT vorgestellt. Zum Abschluss dieses Abschnitts werden wir auf den Umgang mit Schwierigkeiten im Rahmen achtsamkeitsbasierter Übungen eingehen.

4.2.1 Achtsamkeitsübungen

Generelle Hinweise für die Durchführung von Achtsamkeitsübungen

Neben den spezifischen Anleitungen für die Übungen, die in den folgenden Abschnitten dargestellt werden, haben sich aus unserer Erfahrung einige generelle Hinweise für die Durchführung von Achtsamkeitsübungen als hilfreich erwiesen, die die Ausrichtung auf die konkrete gegenwärtige Erfahrung erleichtern und einen nicht wertenden Umgang mit dieser fördern sollen:

Verwendung des Infinitivs

- Verwenden Sie als Therapeut den Infinitiv, um den Teilnehmern zu vermitteln, was sie tun sollen, z. B. „einfach wahrnehmen, ob Ihre Gedanken abgeschweift sind …" oder „Ihre Aufmerksamkeit wieder zurück zum Atem bringen …" (anstatt: „Nehmen Sie einfach wahr, ob …" oder „Bringen Sie Ihre Aufmerksamkeit wieder zurück zum …").

Sachliche Stimme bei der Meditationsanleitung

- Sprechen Sie die Meditationsanleitungen mit sachlicher Stimme. Es handelt sich nicht um eine Entspannungsübung. Insofern ist es auch nicht nötig, einen bestimmten Tonfall anzuschlagen oder eine tiefere Stimmlage zu wählen, um den Patienten zur Entspannung zu verhelfen. Sie sollten die Anleitung am besten nicht vorlesen, sondern frei – aus der momentanen Hier-und-Jetzt Situation heraus vermitteln.

Formulierung zur Ermutigung der Teilnehmer

- Wenn Sie die Teilnehmer bei der Durchführung der Übungen ermutigen wollen, verwenden Sie die Formulierung „so gut es Ihnen möglich ist", anstelle des Wortes „versuchen" (z. B. „so gut es Ihnen möglich ist, die Aufmerksamkeit auf Ihren Atem richten" anstatt „Versuchen Sie, die Aufmerksamkeit auf Ihren Atem zu richten").

Durchführung gemeinsam mit den Teilnehmern; Anleitung aus der Moment-zu-Moment-Erfahrung

- Führen Sie die Übungen mit den Teilnehmern gemeinsam durch und leiten Sie die Übung aus Ihrer eigenen Moment-zu-Moment-Erfahrung heraus an.

Raum und Zeit für Stille

- Lassen Sie zwischen Ihren Anleitungen Raum und Zeit für Stille. Geben Sie den Teilnehmern die Möglichkeit, die Übung für sich selbst durchzuführen.

Austausch in der Gruppe

- Im Anschluss an die Achtsamkeitsübungen findet ein Austausch in der Gruppe statt. Der Kursleiter nimmt dabei bewusst nicht die Rolle eines kognitiven Therapeuten ein, der dysfunktionale Gedanken disputiert (z. B. Patientin: „Ich bin wertlos, weil ich es nicht mal geschafft habe, diese einfache Übung zu machen!" Therapeut: „Was spricht für und was gegen diesen Gedanken?"), sondern er versucht durch Fragen („Inquiry") die Patienten zu einer weiteren Exploration des Erlebten zu ermuntern. An dieser Stelle ist es von besonderer Bedeutung, dass die Patienten durch den Kursleiter immer wieder zur Erfahrung des Hier-und-Jetzt zurückgeführt werden. Der Dialog in der Gruppe nach jeder Übung umfasst dabei drei Ziele: (a) Zuerst sollte herausgearbeitet werden, was die Teilnehmer während der Übung ganz konkret bemerkt haben; (b) danach werden die Beobachtungen dahingehend diskutiert, was dabei entdeckt wurde und (c) diese Beobachtungen und Entdeckungen werden dann mit den Zielen der Gruppe in Bezug gesetzt (z. B. aus depressiven Aufschaukelungsprozessen aussteigen, besser mit Emotionen und Krisen umgehen zu können). Es lässt sich dabei über den Austausch in der Gruppe im Sinne von drei konzentrischen Kreisen der Befragung sprechen.

Hilfreiche Fragen beim Austausch über die Erfahrungen während des Übens: 1. Wahrnehmen von Empfindungen, Gedanken und Gefühlen während des Übens 2. Reflektion 3. Erfahrungen und Ziele in Bezug setzen

Hilfreiche Fragen beim Austausch über die Erfahrungen während des Übens

Wahrnehmen von Empfindungen, Gedanken, Gefühlen und Köperempfindungen während der Übung. Hilfreiche Fragen auf dieser „Kreisbahn" sind: „Was haben Sie bemerkt – in Ihrem Geist, in Bezug auf Ihre Gefühle, in Ihrem Körper?", „Was ist gleich geblieben – was hat sich verändert?", „Was hat sich an der Stelle ereignet, als sich Veränderungen ergaben?"

Die Erfahrungen werden reflektiert. Hilfreiche Fragen: „Was sagt Ihnen diese Erfahrung über die Art und Weise, wie Ihr Geist arbeitet (z. B. Anhaftung, Aversion)?", „Was sagt Ihnen das über emotionale Schwierigkeiten – was löst diese aus, was „füttert" diese (z. B. Grübeln, Vermeidung, Wunschdenken, Bewertungen, Druck/innere Forderung, „Mache-ich-es richtig-Haltung")?"

Die Erfahrungen werden danach mit den Zielen des Programmes in Bezug gesetzt. Hilfreiche Fragen: „Was ergibt sich aus dieser Erfahrung, das Sie bei zukünftigen Übungen beobachten können?", „Wie könnten Sie damit experimentieren, in einer anderen Art und Weise zu reagieren, wenn ähnliche Erfahrungen wieder auftauchen sollten?", „Was nehmen Sie für Ihre Übung zu Hause mit?"

Es ist wichtig, sich für jeden dieser Kreise Zeit zu nehmen! Wenn die Gruppe zu schnell in einen Diskussionsmodus gerät, ist es hilfreich, den Teilnehmern Zeit zu geben, wieder darauf zurückzukommen, einfach zu beschreiben, was sie ganz konkret erfahren haben. Es besteht dabei keine Notwendigkeit, sich rigide von einem Kreis zum nächsten weiterarbeiten zu müssen. Dieses Schema ist vielmehr als hilfreicher Wegweiser für den

Kursleiter gedacht (vgl. auch Karte „Hilfreiche Fragen über die Erfahrungen während des Übens“ im Anhang des Buches).

Beim Austausch ist es für den Kursleiter wichtig, auf der einen Seite eine wirkliche *Neugier und Offenheit* gegenüber den *individuellen Erfahrungen* der Teilnehmer zu entwickeln und auszudrücken. Auf der anderen Seite sollte er aber auch die Gelegenheit ergreifen, *Aspekte, die für alle Teilnehmer wichtig* sind zu benennen und die Aufmerksamkeit auf Punkte zu lenken, die die *allgemeine Natur* des Geistes betreffen, besonders solche im Zusammenhang mit emotionalen Schwierigkeiten. Beide Aspekte sollten in einer balancierten Art und Weise beachtet werden. Es kann an unterschiedlichen Stellen zu Störungen dieser Balance kommen:

Dysbalance im Austausch zwischen Kursleiter und Teilnehmer

- Der Kursleiter bleibt zu lange bei der Exploration konkreter Erfahrungen, sodass andere Gruppenmitglieder innerlich „aussteigen“.
- Auf die Äußerungen der Teilnehmer wird lediglich mit eher vagen und generellen Kommentaren reagiert (z. B. „Das ist ja interessant“).
- Der Kursleiter hängt so sehr an bestimmten Lernzielen, dass sie seine Aufmerksamkeit zu stark binden. Dies kann dazu führen, dass der Kursleiter zu schnell in einen didaktischen Modus wechselt und sich die Kursteilnehmer nicht wirklich gehört und verstanden fühlen.
- Zu starkes Fixieren auf die Erfahrung eines einzelnen Teilnehmers, sodass der Kontakt mit der Gesamtgruppe abreißt. Die anderen Gruppenmitglieder bekommen nicht die Gelegenheit, Verbindungen mit dem herzustellen, was der Teilnehmer erlebt hat, der gerade über seine Erfahrungen berichtet. Die Teilnehmer sollten dazu eingeladen werden, Verknüpfungen mit den Erfahrungen anderer Teilnehmer herzustellen („Klingen bei jemandem anders gerade die Glocken, wenn er das hört?).

Im Rahmen von MBSR und MBCT werden unterschiedliche Achtsamkeitsübungen durchgeführt. Über mehrere Sitzungen mit den Teilnehmern der MBSR- oder MBCT-Kurse praktizierte Übungen sind der Body-Scan, die Sitzmeditation und Yoga-Übungen. Der Grund, warum unterschiedliche Achtsamkeitsübungen durchgeführt werden, ist, dass Patienten so verschiedene Übungen kennenlernen und sich mit ihnen vertraut machen können. Der Einsatz der einzelnen Achtsamkeitsübungen erfolgt dabei nach einer festgelegten inneren Logik: zu Beginn des Programms liegt der Schwerpunkt auf der Wahrnehmung des Körpers, während im weiteren Verlauf stärker auch mentale Ereignisse in den Fokus genommen werden.

Einüben unterschiedlicher Achtsamkeitsübungen, da der Einzelne meist unterschiedlichen Zugang zu den Übungen findet

Unterschiedliche Patienten haben einen unterschiedlich guten Zugang zu den einzelnen Übungen: einige finden besseren Zugang zum Body-Scan, andere zur Sitzmeditation oder zu den Yoga-Übungen. Sehr häufig ist auch zu beobachten, dass Patienten zunächst eine der Übungen besonders mögen (z. B. „der Body-Scan gefällt mir, da komme ich so gut zur Ruhe“), zu einem anderen Zeitpunkt aber andere Übungen als besonders hilfreich erlebt werden. Es ist deswegen wichtig, dass sie diese Übungen auch trotz

Übungen trotz Schwierigkeiten üben und nach dem Programm die Übung aussuchen, mit der dann weitergeübt werden soll

Schwierigkeiten üben, nach dem 8-Wochen-Programm dann aber die für sie am besten passende Übung aussuchen, die sie dann nach dem Ende des Programms weiterüben möchten.

4.2.1.1 Rosinenübung

Ziel: Beginn der Achtsamkeit bei alltäglichen und nebensächlich wirkenden Tätigkeiten

Die erste Achtsamkeitsübung, die im Rahmen der ersten Sitzung von MBSR oder MBCT mit den Teilnehmern durchgeführt wird, ist die sogenannte Rosinenübung. Ziel dieser Übung ist es, den Teilnehmern zu verdeutlichen, dass die Übung von Achtsamkeit bei ganz alltäglichen und scheinbar (!) nebensächlichen Tätigkeiten wie dem Essen (einer Rosine) beginnt. Sie ermöglicht einen ersten erfahrungsbezogenen Zugang zum Thema und die Auswertung der Übung erlaubt häufig schon, zentrale Aspekte der Achtsamkeitspraxis (Abschweifen der Gedanken, Kategorisieren von Erfahrungen, lebendiger Zugang zu alltäglichen Tätigkeiten, Umgang mit Aversion) zu thematisieren.

Ziele der Rosinenübung

Ziele der Rosinenübung
a) Erfahren, dass ein Unterschied zwischen achtsamer Bewusstheit und dem Autopilotenmodus existiert. b) Entdecken, wie Aufmerksamkeit die Facetten einer Situation „enthüllen“ kann, die man vorher niemals wahrgenommen hat und die Erfahrung dadurch verändern und transformieren kann. c) Verdeutlichen, wie allgegenwärtig Gedankenwandern ist und wie die „mentale Zeitreise“ einen sehr schnell ganz weit in Zeit und Raum wegtragen kann.

Durchführung der Rosinenübung

In der Rosinenübung führen die Teilnehmer eine absolut alltägliche Tätigkeit aus – das Essen einer Rosine – allerdings mit einer neuen achtsamen Haltung. Jeder Kursteilnehmer erhält eine Rosine und das Essen erfolgt sehr entschleunigt, bewusst und mit dem „Anfängergeist“. Folgende Instruktion kann für die Durchführung der *Rosinenübung* verwendet werden (angelehnt an Kabat-Zinn, 1990):

Instruktion der Rosinenübung

Ich werde nun herumgehen und jedem von Ihnen einige Objekte in die Hand geben. Nun würde ich Sie bitten, Ihre Aufmerksamkeit auf eines dieser Objekte auszurichten und sich vorzustellen, dass sie so etwas wie dieses Objekt noch nie gesehen hätten. Stellen sie sich vor, dass Sie direkt vom Mars kommen würden und ein solches Objekt noch nie in Ihrem Leben gesehen hätten.

[Hinweis: Es sollte mindestens 10 Sekunden Pause zwischen den einzelnen Instruktionen gemacht werden und die Instruktionen sollten so langsam gegeben werden, dass die Teilnehmer genug Zeit für die Erkundung des Objektes bekommen]

Nehmen Sie ein Objekt und halten Sie es in Ihrer Handfläche oder zwischen Daumen und Zeigefinger. *[Pause]*

Richten Sie Ihre Aufmerksamkeit auf das Sehen dieses Objektes. *[Pause]*

Betrachten Sie es aufmerksam, so als ob Sie solch ein Ding niemals zuvor gesehen hätten. *[Pause]*

Drehen Sie es zwischen Ihren Fingern. *[Pause]*

Erkunden Sie seine Oberfläche mit Ihren Fingern. *[Pause]*

Erkunden Sie seine helleren Stellen … und die dunkleren Einbuchtungen und Falten. *[Pause]*

Lassen Sie Ihre Augen jede Stelle erkunden, so als ob Sie solch ein Ding niemals zuvor gesehen hätten. *[Pause]*

Und wenn Ihnen während Sie dies tun Gedanken durch den Kopf gehen wie „Was machen wir hier eigentlich für eine merkwürdige Sache?“ oder „Was soll das eigentlich?“ oder „Das mag ich nicht, was wir hier machen!“ dann nehmen Sie dies als Gedanken war und kehren mit Ihrer Aufmerksamkeit zu dem Objekt zurück. *[Pause]*

Und nun riechen Sie an dem Objekt. Nehmen Sie es und halten Sie es unter Ihre Nase. Mit jedem Einatmen nehmen Sie sorgfältig den Geruch dieses Objektes wahr. *[Pause]*

Und nun betrachten Sie es wieder. *[Pause]*

Jetzt machen wir ein weiteres Experiment mit dem Objekt: Halten Sie es an die Ohren und drehen Sie es zwischen den Fingern – vielleicht können Sie nun sogar dieses Objekt mit Ihrem Gehör wahrnehmen. *[Pause]*

Und nun führen Sie das Objekt ganz langsam zu Ihrem Mund. Vielleicht können Sie bemerken, dass Ihre Hand und Ihr Arm ganz genau wissen, was zu tun ist. Vielleicht merken Sie auch, dass Ihnen das Wasser im Munde zusammen läuft. Stecken Sie das Objekt noch nicht direkt in den Mund, sondern zwischen Ihre Lippen und ertasten Sie es zuerst mit Ihren Lippen. *[Pause]*

Jetzt nehmen Sie es ganz langsam in den Mund, aber beißen Sie noch nicht zu. Erkunden Sie vielmehr die Empfindung, dieses Objekt im Mund zu haben. *[Pause]*

Und dann, wenn Sie bereit sind, beißen Sie sehr langsam und sehr bewusst in dieses Objekt und bemerken Sie den Geschmack der nun freigesetzt wird. *[Pause]*

Kauen Sie ganz langsam, ... bemerken Sie den Speichel in Ihrem Mund, ... die Veränderung der Konsistenz des Objektes. *[Pause]*

Dann, wenn Sie bereit sind, es zu schlucken, schauen Sie, ob Sie zuerst die Absicht zu Schlucken wahrnehmen können, sodass Sie selbst dies bewusst wahrnehmen können, bevor Sie es tatsächlich tun. *[Pause]*

Und schauen Sie zum Abschluss, ob Sie die Empfindung des Schluckens wahrnehmen können, diese Empfindung bis in den Magen verfolgen können und nun wahrnehmen, dass Ihr Körper jetzt genau eine Rosine schwerer ist. *[Pause]*

Nach der Übung werden die Erfahrungen der Teilnehmer ausführlich besprochen. Die grundlegende „Take-home-message“ dieser Übung ist, dass wir bei vielem, was wir in unserem Alltag tun, nicht bewusst „dabei“ sind. Durch das Training der Achtsamkeit sollen uns Aspekte unseres Lebens – positive wie negative – bewusst werden, die sonst von uns abgeschnitten sind. Nichbewusstheit von positiven Aspekten führt dazu, dass unser Leben nicht so reich ist, wie es eigentlich sein könnte, Nichtbewusstheit von negativen Aspekten kann dazu führen, dass wir nicht gut und angemessen auf diese negativen Aspekte reagieren können. So schleicht sich die Depression heran, wenn unser Geist woanders ist. Entsprechend können viele Teilnehmer von der Erfahrung berichten, dass sie die Depression erst dann genau wahrnehmen, wenn sie schon mitten drin sind und wenn ein Ausstieg aus dem Aufschaukelungsprozess entsprechend schwierig ist. Achtsamkeit soll hier helfen, erste Anzeichen (auf kognitiver, emotionaler aber auch *körperlicher* Ebene) frühzeitig wahrzunehmen, bevor der Ausstieg aus den Aufschaukelungsprozessen sehr schwierig ist.

Take-home-message: Bewussterwerdung von positiven wie negativen Dingen des Alltags

Bezüglich des Erfahrungsaustausches bei dieser Übung – aber auch bei den im Folgenden beschriebenen – ist es wichtig zu beachten, dass die Erkundung der Erfahrung der Teilnehmer sehr nahe an ihrem *konkreten* Erleben während der Übung beginnt („Was genau haben Sie wahrgenommen?“; „Wie hat sich das körperlich angefühlt?“; „Haben Sie einen Unterschied wahrgenommen, zu der Art, wie Sie normalerweise essen?“), bevor auf ihre Gedanken und dann später auf die abstrakte „Take-home-message“ eingegangen wird.

Mögliche Bezüge dieser Übung zum Umgang mit schwierigen Gefühlen und zur Rückfallprophylaxe
a) Wenn wir im Autopilotenmodus sind, können wir nicht wahrnehmen, wenn unsere Stimmung sich verschlechtert. b) Achtsamkeit kann uns dabei unterstützen, sich darüber bewusst zu werden, dass es viele Dinge wahrzunehmen gibt und dass zum Leben viel mehr gehört als unsere Gedanken. c) Langsam und bewusst handeln kann selbst einfache Routinetätigkeiten transformieren, da eine offene und „neugierige" Haltung dabei hilft, Aspekte unsere Erfahrung zu entdecken, die wir niemals vorher bemerkt haben. d) Gedankenwandern tritt häufig auf, aber wir sind uns meist nicht bewusst, wohin es uns führt. Meist wählen wir nicht, wohin unsere Gedanken wandern. Daher kann die Depression sich heranschleichen, wenn wir nicht aufmerksam sind: über die Vergangenheit nachzugrübeln und sich Sorgen um die Zukunft machen ist die ‚zweite Natur' der Depression.

4.2.1.2 Body-Scan

Beim Body-Scan, der ebenfalls in der ersten Sitzung von MBSR und MBCT eingeführt wird, liegen die Teilnehmer in der Regel auf dem Rücken auf einer Decke oder weichen Matte. Die Übung dauert ca. 40 bis 45 Minuten. Sie beginnt damit, dass die Teilnehmer für einige Minuten Kontakt mit ihrem Atem aufnehmen, ohne ihn zu verändern oder zu kontrollieren. Danach wird die Aufmerksamkeit nacheinander auf einzelne Körperteile gerichtet und in diese hineingespürt. Die Körperregionen sollen dabei „nur" möglichst bewusst und achtsam wahrgenommen werden, ohne dass ein bestimmter Zustand wie Entspannung, Wohlbefinden oder Ruhe angestrebt wird. Solch ein Zustand kann sich einstellen, er ist aber nicht Ziel der Übung. Die gleiche Wertigkeit hat die bewusste Wahrnehmung von Verspannung, Unruhe oder Nichtempfindung. Auch solchen Wahrnehmungen wird mit einer Haltung von möglichst großer Akzeptanz, Offenheit und Neugierde begegnet. Driftet die Aufmerksamkeit während der Übung ab, was unweigerlich geschehen wird, so kehren die Übenden, wenn sie dies registriert haben, bestimmt aber sanft wieder zur jeweiligen Körperpartie zurück – möglichst ohne sich dafür zu verurteilen oder sich herabzusetzen („Ich schaffe das auch schon wieder nicht!"; „Ich müsste viel konzentrierter sein!"). Hilfreich kann in diesem Zusammenhang der Hinweis darauf sein, dass es nicht so sehr Ziel der Achtsamkeitspraxis ist, immer unbedingt auf dem Objekt, das gerade im Fokus der Achtsamkeit steht, zu verweilen, sondern dass es eher darum geht, immer wieder geduldig zu diesem Objekt zurückzukehren, wenn man abgeschweift ist – auch dann wenn dies hundert

Body-Scan

Umgang mit dem Abdriften der Aufmerksamkeit

oder tausend Mal geschehen sollte! Auch Praktizierenden mit einer langen Achtsamkeitserfahrung passiert dieses Abschweifen! Weitere generelle Hinweise, die hilfreich sein können sind:

- Es ist wichtig, dass Sie sich nicht zu sehr anstrengen, sondern die Übung mit entspannter Aufmerksamkeit machen.
- Was immer Sie während der Übung erleben ist o. k.
- Erlauben Sie sich einfach so zu sein, wie Sie gerade sind – Sie müssen sich nicht verändern!

Ziel des Body-Scan: Entwicklung einer offenen und im Hier-und-Jetzt verankerten Aufmerksamkeit

Förderung einer direkten und lebendigen Wahrnehmung des Körpers

Bewusste Wahrnehmung des Körpers als rückfallprophylaktische Funktion

Ziel des Body-Scan ist es, wie bei den anderen Achtsamkeitsübungen auch, eine – so gut dies in der jeweiligen Situation geht – offene und im Hier-und-Jetzt verankerte Aufmerksamkeit zu entwickeln. Darüber hinaus soll beim Body-Scan – aber auch bei vielen der im Folgenden beschriebenen Übungen – die direkte und lebendige Wahrnehmung des eigenen Körpers gefördert werden. Diese direkte Erfahrung des eigenen Körpers wird von vielen Praktizierenden an sich als große Bereicherung erlebt, da sie dadurch nicht mehr so sehr „in ihren Köpfen" leben, sondern in Kontakt mit der lebendigen Qualität jedes Augenblicks kommen. Darüber hinaus dürfte dieser bewussten Wahrnehmung des eigenen Körpers auch eine rückfallprophylaktische Funktion zukommen, wobei dieser Aspekt zu diesem Zeitpunkt noch nicht explizit thematisiert wird: Im Rahmen von MBCT wird davon ausgegangen, dass komplexe Konfigurationen von negativer Stimmung/Gedanken/Bilder und *Körperempfindungen* Rückfälle auslösen (Segal et al., 2002; S. 67). So führt erst die Verknüpfung von negativen Gedanken mit Körperempfindungen dazu, dass die Gedanken emotionsrelevant sind (statt bloß über Depression nachzudenken, fühle ich mich depressiv). Entsprechend kommt der bewussten Wahrnehmung von Körpersignalen und der bewussten Reaktion darauf auch eine rückfallprophylaktische Bedeutung zu (siehe hierzu Michalak, Troje & Heidenreich, 2010). Sie kann als wichtiger Faktor in der Reduzierung von emotionaler Vermeidung angesehen werden, erlaubt auch Veränderung im Bereich des Körpers (z. B. besserer Umgang mit dem Körper) und ermöglicht darüber hinaus eine sehr frühzeitige Wahrnehmung von ungünstigen Aufschaukelungsprozessen.

Ziele des Body-Scan

Ziele des Body-Scan

a) Direkte *Erfahrung* des Körpers und entwickeln einer freundlichen „Offenheit" gegenüber dem, wie sich der Körper von Moment zu Moment an*fühlt*.
b) Einüben von bewusstem Ausrichten der Aufmerksamkeit und bewusstem Lösen der Aufmerksamkeit. Dies gibt uns eine höhere Bewusstheit dafür, wohin unsere Aufmerksamkeit gerichtet ist und übt den „Muskel" der Ausrichtung der Aufmerksamkeit auf einen alternativen Fokus.

c) Besser mit dem Gedankenwandern umgehen: Das heißt, dieses möglichst gelassen anerkennen, wenn wir es bemerken (und wir werden es häufig bemerken!) und wieder zum Hier-und-Jetzt zurückkehren. Oft beurteilen wir unsere Gedanken und Gefühle als nicht normal, falsch und inakzeptabel. Dies kann wiederum einen Strom von internem Dialog und Grübeln auslösen.
d) Den Dingen erlauben, so zu sein, wie sie sind. Es müssen keine Ziele oder bestimmte Zustände erreicht werden. Es gibt auch keine richtige Art, wie sich der Körper anfühlen sollte.
e) Den Atem als Anker nutzen. Gewohnheitsmäßige Reaktionen auf negative Gedanken und Gefühle beinhalten häufig Grübeln oder Gedankenunterdrückung. Beides ist nicht hilfreich. Im Laufe des Kurses werden die Teilnehmer dazu ermutigt, anders mit solchen Gedanken und Gefühlen umzugehen. Sie werden dazu eingeladen, diese mit einer sanften Offenheit zu erkunden („Wo nehme ich dies im meinem Körper wahr?"; „Was empfinde ich in meinem Körper in diesem Augenblick?").
f) Die Teilnehmer werden ermutigt, anders mit Langeweile, Irritation und innerer Impulsivität umzugehen. Solche Phänomene sind Anzeichen dafür, dass sich der „Modus des Tuns" wieder Bahn brechen möchte. Wenn wir dies erkennen, hilft es uns vielleicht, von diesen Impulsen zurück zu treten und zu beobachten, welche Auswirkungen sie auf den Körper haben. Sich der Impulse zum Bewegen, Aufstehen oder Aufzugeben bewusst zu sein, ist besonders wichtig für Teilnehmer, die Schwierigkeiten haben, starke Impulse zu kontrollieren oder die sich in ihrem täglichen Leben getrieben fühlen. Gerade für solche Teilnehmer ist dies aber am Anfang besonders schwer.
g) Wiederholtes Einüben von wahrnehmen, anerkennen und zurückkommen. Zu Beginn des Programms lautet die Anweisung bei der Wahrnehmung von ungewollten Gedanken oder Gefühlen, diese anzuerkennen und dann zu dem Teil des Körpers zurückzukehren, der gerade im Fokus des Body-Scan steht. Das wiederholte praktizieren von Wahrnehmen, Anerkennen und Zurückkehren ist an sich schon bedeutsam. Es zeigt uns, dass wir nicht auf diese Gedanken oder Gefühle reagieren oder sie analysieren *müssen*.

Instruktion der Body-Scan-Meditation

Die Instruktion für die *Body-Scan-Meditation* (nach Segal et al., 2008) kann folgendermaßen lauten[1]:

1. Legen Sie sich hin, und machen Sie es sich bequem. Sie liegen auf dem Rücken auf einer Matte oder einem Teppich auf dem Boden oder auch auf Ihrem Bett, jedenfalls an einem Ort, an dem es warm ist und

1 Diese Übung ist zusätzlich als Audiodatei erhältlich (vgl. Audio-CD „Achtsamkeitsübungen für die klinische Praxis und den Alltag" von Michalak, Heidenreich und Williams, 2012, ISBN 978-3-8017-2444-3).

Sie ungestört sind. Lassen Sie zu, dass Ihre Augen sich sanft schließen.

2. Nehmen Sie sich ein paar Augenblicke Zeit, und nehmen Sie Kontakt zu den Bewegungen Ihres Atems und zu den Empfindungen in Ihrem Körper auf. Wenn Sie soweit sind, richten Sie Ihre Aufmerksamkeit auf die Empfindungen in Ihrem Körper, vor allem die Empfindungen von Berührungen und Druck, dort wo Ihr Körper Kontakt zur Matte bzw. zum Bett hat. Erlauben Sie sich, bei jedem Ausatmen loszulassen und ein bisschen tiefer in den Boden oder das Bett zu sinken.
3. Erinnern Sie sich noch einmal daran, worum es bei diesen Übungen geht. Das Ziel besteht nicht darin, ein anderes Gefühl zu entwickeln, sich zu entspannen oder sich zu beruhigen, das kann entweder vorkommen oder auch nicht. Stattdessen besteht das Ziel der Übungen darin, so gut Sie es vermögen, Ihre Aufmerksamkeit auf die Empfindungen zu lenken, die Sie entdecken, während Sie Ihre Aufmerksamkeit abwechselnd auf verschiedene Teile des Körpers richten.
4. Nun richten Sie Ihre Aufmerksamkeit auf die körperlichen Empfindungen im unteren Bauchraum. Während Sie einatmen und wieder ausatmen, werden Ihnen die sich verändernden Muster von Empfindungen in der Bauchwand bewusst. Nehmen Sie sich ein paar Minuten Zeit, um diesen Empfindungen nachzuspüren, während Sie weiter ein- und ausatmen.
5. Nachdem Sie eine Verbindung zu den Empfindungen im Bauchraum hergestellt haben, lassen Sie den Fokus Ihrer Aufmerksamkeit das linke Bein hinunter wandern, bis hinein in den linken Fuß, und zu den Zehen des linken Fußes. Richten Sie die Aufmerksamkeit abwechselnd auf jeden einzelnen Zeh des linken Fußes und bringen Sie behutsames Interesse mit, während Sie die Qualität der Empfindungen erforschen, die Sie dort vorfinden; vielleicht spüren Sie den Kontakt zwischen Ihren Zehen, ein Gefühl des Kitzelns, Wärme oder auch gar keine bestimmte Empfindung.
6. Wenn Sie dazu bereit sind, können Sie sich einatmend vorstellen oder spüren, wie der Atem in die Lungen eintritt und dann in den Bauchraum hinunterwandert, bis ins linke Bein, in den linken Fuß, und zu den Zehen des linken Fußes. Ausatmend können Sie spüren oder sich vorstellen, wie der Atem den ganzen Weg wieder zurückkommt, in den Fuß, in das Bein, in den Bauchraum hinauf, durch die Brust und durch die Nase wieder heraus. Setzen Sie dies ein paar Atemzüge hindurch fort, so gut Sie können, atmen Sie bis in die Zehen hinunter und wieder hinaus. Es kann zunächst schwierig sein, dafür ein Gefühl zu entwickeln – üben Sie einfach dieses „Hineinatmen", so gut Sie können und gehen Sie spielerisch damit um.
7. Wenn Sie dazu bereit sind, lösen Sie beim Ausatmen die Aufmerksamkeit von Ihren Zehen und richten sie auf die Empfindungen an

Ihrer linken Fußsohle – bringen Sie Ihre behutsame, interessierte Aufmerksamkeit der Fußsohle, dem Spann, der Ferse entgegen. Experimentieren Sie damit, mit den Empfindungen „mitzuatmen" – seien Sie sich des Atems im Hintergrund bewusst, während Sie im Vordergrund die Empfindungen im unteren Fußbereich erforschen.

8. Nun erlauben Sie Ihrem Bewusstsein, sich auf den Rest des Fußes auszudehnen – auf das Fußgelenk, die Oberseite des Fußes, und bis hin zu den Knochen und Gelenken. Dann atmen Sie etwas tiefer ein und richten den Atem auf den ganzen linken Fuß, und während Sie ausatmend den Atem loslassen, lassen Sie auch den Fuß vollständig los und erlauben dem Fokus Ihrer Aufmerksamkeit sich in den unteren Bereich des linken Beins zu bewegen – in die Wade, das Schienbein, das Knie usw., immer nacheinander.
9. Bringen Sie weiterhin den körperlichen Empfindungen in jedem Bereich des restlichen Körpers abwechselnd Ihre Aufmerksamkeit entgegen – hin zum oberen Bereich des linken Beins, zu den rechten Zehen, zum rechten Fuß, zum rechten Bein, zur Hüftgegend, zum Rücken, zur Bauchgegend, zur Brust, zu den Fingern, zu den Händen, zu den Armen, zu den Schultern, zum Nacken, zum Kopf und zum Gesicht *[man nimmt sich jeweils Zeit, die entsprechende Körperpartie zu erspüren]*. Bringen Sie den gegenwärtigen körperlichen Empfindungen in jedem Bereich so gut Sie es können dasselbe Niveau der Aufmerksamkeit und des behutsamen Interesses entgegen.
10. Wenn Ihnen Anspannung oder andere intensive Empfindungen in einem bestimmten Bereich des Körpers bewusst werden, können Sie in diese „hineinatmen" – indem Sie das Einatmen behutsam dazu einsetzen, Ihre Aufmerksamkeit direkt auf diese Empfindungen zu lenken und ausatmend das Gefühl bekommen, sie zu lösen oder loszulassen.
11. Von Zeit zu Zeit werden Sie unweigerlich geistig von Ihrem Atem und Ihrem Körper abschweifen. Das ist vollkommen normal. Unser Geist tut so etwas nun einmal. Wenn Sie so etwas bemerken, lassen Sie es behutsam zu, beobachten Sie wohin der Geist gewandert ist, und lenken Sie Ihre Aufmerksamkeit dann wieder sanft zu dem Körperteil, auf welchen Sie diese richten wollten.
12. Nachdem Sie auf diese Art den ganzen Körper „abgetastet" haben, verbringen Sie ein paar Minuten damit, sich Ihres Körpergefühls als Ganzem bewusst zu werden. Der Atem fließt dabei frei durch den Körper hinein und hinaus.
13. Wenn Sie merken, dass Sie schläfrig werden, finden Sie es vielleicht hilfreich, den Kopf mit einem Kissen abzustützen, die Augen zu öffnen, oder die Übung im Sitzen anstatt im Liegen durchzuführen.

Im Anschluss an den Body-Scan werden die Erfahrungen der Teilnehmer wiederum ausführlich besprochen. Auch hier ist es wichtig, zuerst bei der konkreten Erfahrung der Teilnehmer während der Übung anzusetzen. Auch auftretenden Schwierigkeiten während der Übung - und im weiteren Verlauf des Kurses auch Schwierigkeiten, die beim Üben zu Hause aufgetreten sind – sollten besprochen werden. Solche Schwierigkeiten können sein: Die Frage „Mache ich es auch richtig?“, schmerzhafte Empfindungen während der Übung, ungünstige innere und äußere Rahmenbedingungen und Gedankenwandern (für Hinweise zum Umgang mit diesen Schwierigkeiten siehe Kapitel 4.5).

Mögliche Probleme bei der Übung der Achtsamkeit

Häufig treten bei der Übung der Achtsamkeit auch Probleme auf, die richtige Balance zwischen den Polen „Anstrengung/Konzentration“ und „Entspanntheit/Gelassenheit“ zu finden. Entweder wir holen die Aufmerksamkeit zum gegenwärtigen Augenblick streng, verkrampft und „harsch“ zurück oder wir sind zu „nachgiebig“ und „weich“ während der Übung. Im ersten Fall besteht die Gefahr, dass man sehr schnell erschöpft oder die Motivation zur Praxis verliert, im zweiten Fall, dass sich durch die Übung eigentlich wenig verändert und kein wirkliches Verständnis von Achtsamkeit entstehen kann. Der richtige Punkt der Balance ist dabei nicht statisch, sondern hängt sicherlich von vielen Faktoren ab (Übungsstand, „Tagesform“, Situation), ändert sich von Situation zu Situation und ist von Mensch zu Mensch unterschiedlich. Bestimmte Übende tendieren gewohnheitsmäßig eher zu dem einen Pol, andere Übende eher zu dem anderen Pol. Auch kann im Laufe eines längeren Übungsprozesses der vorherrschende Modus wechseln. Beim Üben von Achtsamkeit geht es entsprechend auch immer darum, den gerade angemessenen Balancepunkt in der jeweiligen Situation zu finden. Bei längerem Üben stellt sich dabei dann häufiger eine Balance ein, die durch waches Entspanntsein und weniger durch Überanstrengung oder Trägheit gekennzeichnet ist. Wichtig ist es, darauf hinzuweisen, dass die Entwicklung von Achtsamkeit, wenn man sie wirklich zu einem Lebensprinzip machen will, eine lebenslange Aufgabe ist, bei der es darum geht, sich kontinuierlich mit Geduld, Wohlwollen und Bescheidenheit „auf den Weg zu machen“.

Zentral für die Entwicklung von Achtsamkeit ist, dass diese formalen Achtsamkeitsübungen (Body-Scan, Sitzmeditation, Yoga) regelmäßig (an sechs von sieben Tagen in der Woche) zu Hause selbstständig geübt werden. Als Unterstützung sollten den Patienten CDs oder Kassetten mit den Übungsinstruktionen mit nach Hause gegeben werden. Zusätzlich ist es hilfreich, wenn sie ihre Übungen protokollieren.

4.2.1.3 Sitzmeditation

Durchführung der Sitzmeditation

Die Sitzmeditation wird in der Regel 30 bis 40 Minuten lang durchgeführt. Bei der ersten Übung ist es günstig, mit einer kürzeren Übungszeit von 10 bis 15 Minuten zu beginnen. Nachdem die Teilnehmer eine aufrechte und entspannte Haltung eingenommen haben – entweder auf einem Stuhl oder auf einem Kissen am Boden sitzend – wird der Atem achtsam verfolgt. Dabei werden vor allem die Gefühle während der Ein- und Ausatmung im Unterbauch achtsam wahrgenommen. Schweift die Aufmerksamkeit ab (auf Gedanken, Gefühle oder in andere Körperregionen), so registrieren die Übenden kurz, wohin abgeschweift wurde (z. B. „Gedanken an die Sitzung morgen“) und kehren bestimmt aber sanft und ohne sich für das Abschweifen zu verurteilen wieder zum Atem zurück. Das Motto lautet: „Wenn du 100-mal abschweifst, kehre 100-mal zurück“.

Hat sich die Aufmerksamkeit auf den Atem stabilisiert, wird im weiteren Übungsverlauf die Aufmerksamkeit auf die Wahrnehmung des ganzen Körpers ausgedehnt. Während man sich weiterhin der Gefühle der Atmung im Unterbauch bewusst ist, wird der Fokus der Aufmerksamkeit verändert, sodass das Gefühl des Körpers als Ganzes bewusst wird. Dies kann letztlich zu einem Empfinden einer „Ganzkörperatmung“ führen. Auch spezielle, lokalere Wahrnehmungen werden in diese Ganzkörperbewusstheit miteinbezogen, beispielsweise die Empfindungen, die dadurch entstehen, dass man auf dem Stuhl oder Kissen sitzt.

Umgang mit Schmerzen und Verspannungen

Tauchen intensive Empfindungen wie Schmerzen oder Verspannungen auf, die die Aufmerksamkeit von dem primären Fokus der Übung, dem Atem- bzw. Ganzkörpergefühl, wegziehen, werden die Teilnehmer eingeladen, damit zu experimentieren, ihre Aufmerksamkeit bewusst in diese Regionen zu lenken und diese Empfindungen mit sanfter und „weiser“ Aufmerksamkeit genau zu betrachten. Wann immer sie aber durch solche Empfindungen völlig „weggetragen“ werden, sollen sie wieder Kontakt mit dem Hier-und-Jetzt aufnehmen und dazu ihre Aufmerksamkeit wieder auf den Atem lenken. Ist die Aufmerksamkeit wieder so gesammelt, kann sie erneut auf den ganzen Körper ausgedehnt werden.

Ziele der Achtsamkeit auf den Atem

Ziele der Achtsamkeit auf den Atem

a) *Ankerung:* Sich immer wieder mit dem Hier-und-Jetzt verbinden. Dies erinnert uns daran, wie stark der „Modus des Tuns“ häufig ist und gibt uns die Freiheit zu entscheiden, ob wir seinen Impulsen folgen möchten.

b) *Sammlung:* Sich immer wieder sammeln und konzentrieren. Konzentration bedeutet dabei nicht Anspannung, sondern sanftes „Zusammentragen“, was zerstreut ist.

c) *Hilfreich mit Gedankenwandern umgehen:* Wir üben den Geist darin, achtsam seine Zustände wahrzunehmen und von seinen Gewohnheitstendenzen zurückzutreten (und so eine erweiterte Perspektive einzunehmen). Wir üben auch eine Entscheidung zu treffen, ob man den derzeitigen Zustand verlassen und wenn nötig in einen neuen achtsamen Geisteszustand eintreten möchte.

d) *Lernen, mit sich behutsam umzugehen:* dazu gehört, seine Tendenz zur Selbst-Bewertung und Kritik wahrzunehmen. Eine mögliche Falle besteht darin, das „Aufmerksamkeitstraining" als „kalte" Technik anzusehen. Aber Achtsamkeit üben bedeutet nicht einfach aufmerksam sein. Vielmehr ist es eine Einladung, Sanftmut und Mitgefühl mit sich (und letztendlich mit anderen) zu entwickeln – Auch in dem Sinne, dass es OK ist, sich nicht OK zu fühlen.

Ziel der Sitzmeditation: Vertiefung der Achtsamkeitsübung

Sitzmeditation wird von einigen Übenden als schwieriger erlebt als der Body-Scan, da der Geist weniger stark durch die Lenkung der Aufmerksamkeit auf unterschiedliche Körperregionen „beschäftigt" ist. Ziel der Sitzmeditation ist es, die Übung der Achtsamkeit weiter zu vertiefen. Daher ist es für eine vertiefte Praxis der Achtsamkeit sehr hilfreich, diese Übung durchzuführen. Im Rahmen des achtwöchigen MBCT-Programms wird sie in der dritten Woche eingeführt und dann bis einschließlich der siebten Sitzung durchgeführt.

Aufrecht entspannte Sitzhaltung

Als Übungshaltung wird empfohlen, aufrecht aber entspannt zu sitzen. Auf einem Stuhl sollte man auf dem vorderen Teil der Sitzfläche sitzen, sodass der Rücken nicht von der Lehne gestützt wird. Selbstverständlich kann es für Personen mit Rückenbeschwerden oder Schmerzen erforderlich sein, den Rücken anzulehnen. Die Therapeuten können die Teilnehmer auffordern zu prüfen, ob Wirbelsäule, Nacken und Hinterkopf eine Linie bilden. Wenn man ganz bewusst eine Haltung einnimmt, die Würde, Stabilität und Wachheit verkörpert, so sind das gute Vorausetzungen dafür, dass sich diese Qualitäten auch auf den inneren Zustand beim Sitzen selbst übertragen können.

Instruktion für die Sitzmeditation I

Folgende Instruktion für die *Sitzmeditation (I)* (nach Segal et al., 2008) kann vorgegeben werden[2]:

1. Lassen Sie sich in einer bequemen Sitzhaltung nieder, entweder auf einem Stuhl mit gerader Lehne oder auf einer weichen Unterlage auf dem Boden, wobei Sie Ihr Gesäß mit einem Kissen oder einem Meditationsbänkchen abstützen können. Wenn Sie einen Stuhl benutzen, ist es sehr hilfreich, sich nicht anzulehnen, damit Ihr Rücken sich selbst stützen kann. Falls Sie auf dem Boden sitzen, ist es hilfreich, wenn Ihre Knie tatsächlich den Boden berühren. Experimentieren Sie solange mit der Höhe des Kissens, Bänkchens oder des Stuhls, bis Sie das Gefühl haben, bequem und gut gestützt zu sitzen.

2 Diese Übung ist zusätzlich als Audiodatei erhältlich (vgl. Audio-CD „Achtsamkeitsübungen für die klinische Praxis und den Alltag" von Michalak, Heidenreich und Williams, 2012, ISBN 978-3-8017-2444-3).

2. Erlauben Sie Ihrem Rücken, eine aufrechte, würdevolle und bequeme Haltung einzunehmen. Wenn Sie auf einem Stuhl sitzen, stellen Sie Ihre Füße flach auf den Boden und verschränken Sie Ihre Beine nicht. Schließen Sie sanft die Augen.
3. Lenken Sie Ihr Bewusstsein auf Ihre körperlichen Empfindungen, indem Sie Ihre Aufmerksamkeit auf die Empfindung der Berührung und des Drucks an den Stellen richten, wo Ihr Körper Kontakt zum Boden bzw. Ihr Gesäß Kontakt zur Sitzunterlage hat. Verbringen Sie ein oder zwei Minuten damit, diese Empfindungen zu erforschen, genau wie im Body-Scan.
4. Lenken Sie Ihr Bewusstsein nun auf die sich verändernden Muster der körperlichen Empfindungen im unteren Bauchraum, während der Atem in Ihren Körper hinein- und wieder hinausströmt. Wenn Sie diese Übung zum ersten Mal machen, kann es hilfreich sein, die Hand auf den unteren Bauchraum zu legen und die Aufmerksamkeit dort auf die sich verändernden Empfindungsmuster zu richten, wo Ihre Hand diesen Bereich berührt. Nachdem Sie sich dadurch auf die körperlichen Empfindungen in diesem Bereich eingestellt haben, können Sie Ihre Hand wieder wegnehmen und sich dabei weiterhin auf die Empfindungen in der Bauchwand fokussieren.
5. Lenken Sie Ihre Aufmerksamkeit auf das Gefühl der leichten Dehnung, während sich die Bauchwand mit jedem Einatmen hebt und der leichten Senkung der Bauchwand, wenn Sie ausatmen. Folgen Sie mit Ihrer Aufmerksamkeit diesen sich verändernden körperlichen Empfindungen in der unteren Bauchgegend, so gut Sie es vermögen. Folgen Sie diesen Empfindungen unablässig, während der Atem beim Einatmen in den Körper eintritt, und bleiben Sie solange bei ihm, bis er ihn beim Ausatmen wieder verlässt. Unter Umständen fällt Ihnen dabei die kleine Pause auf, die zwischen dem Einatmen und dem darauf folgenden Ausatmen liegt, sowie zwischen dem Ausatmen und dem darauf folgenden Einatmen. Denken Sie nicht an die Atmung, sondern *spüren* Sie Ihre Atmung.
6. Es ist nicht notwendig, die Atmung auf irgendeine Weise zu kontrollieren – überlassen Sie den Atem einfach sich selbst. Bringen Sie diese Haltung des Zulassens, so gut Sie es können, auch dem Rest Ihrer Erfahrungen entgegen. Es geht nicht darum, irgendetwas zu korrigieren, und Sie müssen keinen bestimmten Zustand erreichen. Lassen Sie Ihre Erfahrungen einfach nur Ihre Erfahrungen sein, so gut Sie es vermögen, ohne dabei zu erwarten, dass etwas anders sein sollte als es ist.
7. Früher oder später (im Allgemeinen eher früher) wird Ihr Geist vom Fokus auf den Atem in der unteren Bauchgegend abschweifen und sich Gedanken, Plänen oder Tagträumen zuwenden bzw. sich treiben lassen. Das ist vollkommen in Ordnung – unser Geist tut das nun ein-

mal. Es handelt sich dabei keinesfalls um einen Fehler oder ein Versagen. Seien Sie sich einmal mehr Ihrer Erfahrungen bewusst! Sobald Sie merken, dass Ihre Aufmerksamkeit sich nicht mehr beim Atem befindet, lassen Sie es behutsam zu und beobachten Sie, wohin der Geist abgeschweift ist („Aha, ich habe wieder einen Gedanken"). Dann leiten Sie Ihre Aufmerksamkeit behutsam auf die sich verändernden Empfindungsmuster in der unteren Bauchgegend zurück und erneuern Sie Ihre Absicht, Ihre Aufmerksamkeit auf das fortwährende Einatmen und Ausatmen zu richten, je nachdem welches von beiden Sie gerade vorfinden.

8. Egal wie häufig Sie bemerken, dass Ihr Geist abgeschweift ist (das wird vermutlich wieder und wieder vorkommen), registrieren Sie diese Erfahrung des Abschweifens Ihrer Gedanken, und sobald Sie wieder eine Verbindung zu den Erfahrungen des Augenblicks hergestellt haben, lenken Sie Ihre Aufmerksamkeit, so gut Sie es vermögen, behutsam wieder auf die Atmung zurück. Dann fahren Sie einfach damit fort, Ihre Aufmerksamkeit auf die sich verändernden Muster der körperlichen Empfindungen zu lenken, die mit jedem Ein- und Ausatmen verbunden sind.
9. Bringen Sie Ihrer Aufmerksamkeit, so gut Sie es vermögen, eine aufgeschlossene Haltung entgegen. So können Sie auch das wiederholte Abschweifen der Gedanken als Gelegenheiten betrachten, wie Sie Ihren Erfahrungen Geduld und behutsames Interesse entgegenbringen können.
10. Setzen Sie diese Übung 10 Minuten lang fort, wenn Sie möchten auch länger, und erinnern Sie sich von Zeit zu Zeit daran, dass die Absicht darin besteht, sich einfach nur seiner Erfahrungen im jeweiligen Augenblick bewusst zu werden, so gut man es vermag. Setzen Sie dabei Ihren Atem als einen Anker ein, mit dessen Hilfe Sie immer wieder aufs Neue eine Verbindung zum Hier-und-Jetzt herstellen können, sobald Sie bemerken, dass Ihr Geist abschweift und sich nun nicht länger im unteren Bauchraum befindet und dem Atem folgt.

Ausweitung des Aufmerksamkeitsfokus auf den ganzen Körper

Im weiteren Verlauf der Übung kann dann der Fokus der Achtsamkeit auf den ganzen Körper ausgeweitet werden. Der Körper ist der Ort, an dem wir uns unserer Gefühle bewusst werden. Daher kann es für den Umgang mit schwierigen Gefühlen und Rückfällen sehr hilfreich sein, einen guten und intimen Kontakt mit dem Körper zu entwickeln und mit dem sogenannten „felt sense" (Gendlin, 1981), einer ganzheitlichen Wahrnehmung des Körpers, in Kontakt zu treten.

Ziele der Achtsamkeit auf den Körper
a) Achtsam angenehme, unangenehme und neutrale Körperzustände wahrnehmen. b) Lernen, achtsam unsere Reaktion auf Aversion wahrzunehmen (Anspannung, Versteifung, „Festhalten“). c) Langsam lernen, die Haltung der Akzeptanz (sich erlauben, dass Gefühl zu haben) und des Loslassens zu kultivieren, statt die Gefühle zu bekämpfen und ihnen damit „Nahrung zu geben“. d) Bei MBCT werden die Teilnehmer in späteren Sitzungen auch dazu eingeladen, Achtsamkeit auf den Körper in Situationen zu kultivieren, in denen sie sich in ein Gefühl oder einen Gedanken verstrickt haben. Sie können sich dabei fragen: „Wo im Körper spüre ich dieses Gefühl?“. Dann können Sie in diese Körperregion hineinatmen. Diese veränderte Umgangsweise kann als alternative Haltung zu Grübeln oder Wegdrängen eingenommen werden. Das Atmen wird dabei nicht eingesetzt, um irgendetwas zu „reparieren“, sondern soll helfen, die Empfindungen des Körpers direkt, von Moment zu Moment in einer nicht konzeptuellen Weise wahrnehmen zu können.

Ziele der Achtsamkeit auf den Körper

Die Instruktion für die *Sitzmeditation (II)* (nach Segal et al., 2008) kann folgendermaßen lauten[3]:

Instruktion für die Sitzmeditation II

1. Wenn Sie das Gefühl haben, dass Ihre Aufmerksamkeit sich hinreichend dem Atem zugewandt hat, erlauben Sie Ihrer Aufmerksamkeit bewusst, sich über den Atem hinaus auszudehnen und damit auch ein Gefühl für die Empfindungen im ganzen Körper einzuschließen. Während Sie sich im Hintergrund noch der Atembewegungen in der unteren Bauchgegend bewusst sind, verändern Sie Ihren primären Fokus, sodass Sie sich Ihres Körpergefühls als Ganzem bewusst werden und die sich verändernden Muster von Empfindungen im ganzen Körper wahrnehmen. Vielleicht fällt Ihnen auf, dass Sie ein Gefühl für die Atembewegungen im ganzen Körper bekommen, so als ob der ganze Körper atmen würde.
2. Wenn Sie möchten, können Sie zusammen mit diesem erweiterten Gefühl für den Körper als Ganzes und für den ein- und ausströmenden Atem Ihre Aufmerksamkeit auch auf umgrenzte Muster körperlicher Empfindungen lenken. So können Sie zum Beispiel die Berührung Ihres Körpers mit dem Boden, Stuhl, Kissen oder Hocker wahrneh-

3 Diese Übung ist zusätzlich als Audiodatei erhältlich (vgl. Audio-CD „Achtsamkeitsübungen für die klinische Praxis und den Alltag“ von Michalak, Heidenreich und Williams, 2012, ISBN 978-3-8017-2444-3).

men: Fühlen Sie, wie sich Berührungen, Druck oder Kontakt der Füße oder Knie mit dem Boden anfühlen oder der Kontakt des Gesäßes mit dem Stuhl oder Kissen. Spüren Sie Ihre Hände – wie sie auf den Oberschenkeln bzw. aufeinander liegen. Behalten Sie all diese Empfindungen – zusammen mit dem Gefühl für den Atem und den Körper als Ganzes – so gut Sie es vermögen in einem „erweiterten Raum der Bewusstheit".

3. Die Aufmerksamkeit wird sich dabei sicherlich wiederholt vom Atem und von den körperlichen Empfindungen abwenden – das ist ganz natürlich und keineswegs ein Fehler oder ein Versagen. Sobald Sie beobachten, dass Ihre Aufmerksamkeit von den körperlichen Empfindungen abgelenkt wird, können Sie sich gratulieren: Sie sind „aufgewacht". Beobachten Sie behutsam, wo Ihre Aufmerksamkeit sich gerade befunden hat (z. B. beim Gedanken XY) und fokussieren Sie Ihre Aufmerksamkeit wieder auf den Atem und das Gefühl für Ihren Körper als Ganzes.
4. Belassen Sie alles möglichst einfach, und widmen Sie Ihre Aufmerksamkeit behutsam den konkreten körperlichen Empfindungen von einem Augenblick zum nächsten.
5. Während Sie sitzen, können unter Umständen manche Empfindungen sehr intensiv werden, z. B. Schmerzen im Rücken oder in den Knien oder den Schultern, und Sie werden vielleicht bemerken, wie sich Ihre Aufmerksamkeit wiederholt diesen Empfindungen zuwendet, und von Ihrem beabsichtigten Fokus auf den Atem oder den Körper als Ganzes abgelenkt wird. Vielleicht möchten Sie diese Zeiten dazu nutzen, zu experimentieren wie Sie den Fokus Ihrer Aufmerksamkeit bewusst in diesen intensiven Bereich bringen können und, so gut Sie es vermögen, mit behutsamer und sorgfältiger Aufmerksamkeit die detaillierten Empfindungsmuster an dieser Stelle erforschen können: Wie fühlen sich diese Empfindungen genau an? Wo genau befinden sie sich? Verändern sie sich mit der Zeit oder von einer Körpergegend zur anderen? Vielleicht möchten Sie dabei auch den Atem als Möglichkeit einsetzen, um Ihre Aufmerksamkeit auf solche intensiven Bereiche zu lenken, nicht indem Sie viel darüber nachdenken, sondern indem Sie diese einfach spüren, und dann in sie „hineinatmen", genauso wie beim Body-Scan.
6. Immer, wenn Sie merken, dass Sie aufgrund der Intensität der körperlichen Empfindungen oder aus einem anderen Grund von der Aufmerksamkeit gegenüber dem Augenblick „fortgetragen" werden, stellen Sie eine Verbindung zum Hier-und-Jetzt her, indem Sie Ihre Aufmerksamkeit erneut auf die Bewegungen des Atems oder das Körpergefühl als Ganzes lenken. Nachdem Sie sich auf diese Art und Weise gesammelt haben, erlauben Sie es Ihrem Bewusstsein einmal mehr, sich auszudehnen, bis es ein Gefühl für die Empfindungen im ganzen Körper einschließt.

Diese beiden Instruktionen können bereits in der Sitzung gegeben werden, in der die Sitzmeditation zum ersten Mal eingeführt wird. Im weiteren Verlauf können dann neben der Atmung und dem Ganzköpergefühl auch andere Aspekte in den Fokus der Achtsamkeit genommen werden. Der Aufmerksamkeitsfokus wird beispielsweise sanft vom Erleben des Körpergefühls auf das Hören gelenkt. Die Aufmerksamkeit weitet sich somit. Es geht nicht darum, nach bestimmten Geräuschen zu „greifen" oder etwas Spezielles hören zu wollen, sondern den Ohren wird „erlaubt" das wahrzunehmen, was gerade da ist – nahe Geräusche, weit entfernte Geräusche, Geräusche die von vorne, von hinten, von der Seite, von oben oder von unten kommen und auch die Stille zwischen den Geräuschen. Die Übenden öffnen sich also dem gesamten Klangraum, der sie umgibt.

Erweiterung der Aufmerksamkeit z. B. auf das Hören

Danach kann die Aufmerksamkeit auf die im Geist auftauchenden Gedanken gerichtet werden. Wie bei den Geräuschen, bei denen alles, was auftauchte, achtsam betrachtet wurde in seinem Entstehen, der Entwicklung und dem Vergehen, werden nun alle Gedanken, die auf der „Leinwand" des Geistes auftauchen, achtsam betrachtet – wenn ein Gedanke auftaucht, wird achtsam betrachtet, wie er sich durch den „Raum des Geistes" bewegt und eventuell wieder verschwindet (ausführliche Instruktionen hierzu finden sich in Segal et al., 2008).

Aufmerksamkeitslenkung auf die auftauchenden Gedanken

Ziele der Achtsamkeit auf Gedanken und Gefühle
a) Einnahme einer dezentrierten Perspektive: Die Einladung ist hierbei, Gedanken und Gefühle aus der Perspektive eines mitfühlenden Beobachters wahrzunehmen. Es geht nicht darum, Gedanken und Gefühle zu vertreiben, sondern ihre Anwesenheit „anzuerkennen", genauso wie es sinnvoll (aber auch schwierig) sein kann, die Phänomene des Wetters anzuerkennen.
b) Dies kann dabei helfen, wiederkehrende Muster von Gedanken/Gefühlen/Körperempfindungen wahrzunehmen. Für die Rückfallprophylaxe und den Umgang mit schwierigen Gefühlen kann uns dies dabei unterstützten, möglichst frühzeitig Warnhinweise für Abwärtsspiralen oder Aufschaukelungsprozesse wahrzunehmen und dann in besonderer Weise auf sich acht zu geben.

Ziele der Achtsamkeit auf Gedanken und Gefühle

Zum Schluss der Übung wird der Aufmerksamkeit erlaubt, das zu fokussieren, was derzeit am hervorspringensten (sog. choiceless awareness) ist – seien es Gedanken, Geräusche, Körperempfindungen oder die Atmung. Die Anweisung lautet einfach, achtsam mit dem zu sein, was immer von Augenblick zu Augenblick auftaucht.

Gezielte Lenkung der Aufmerksamkeit auf schwierige Erfahrung

Im weiteren Übungsverlauf mit der Sitzmeditation (im MBCT-Programm ab der fünften Sitzung) wird dann auch damit gearbeitet, die Achtsamkeit während der Sitzmeditation gezielt auf schwierige Erfahrungen zu lenken. Es wird den Teilnehmern die Instruktion gegeben, dass, wenn sich schwierige Erfahrungen während der Übung ergeben (auf den unterschiedlichen Ebenen: körperlich, emotional), sie sich diesen achtsam und bewusst mit einer offenen und akzeptierenden Haltung zuwenden sollten. Sollten sich bei einzelnen Teilnehmern nicht spontan solche Erfahrungen ergeben, werden sie darum gebeten, ein Problem aus ihrem Alltag (z.B. Streit mit den Kollegen) in die Übung einzubeziehen, um einen anderen Umgang damit zu erlernen. Die Anweisung lautet in beiden Fällen, die *körperliche Manifestation* des Problems möglichst offen und achtsam wahrzunehmen, also zum Bespiel Gefühle der Anspannung in den Schultern oder der Enge in der Brust. Dabei geht es nicht darum, eine schnelle Lösung für das Problem zu finden, sondern mit einer weichen und sanften Aufmerksamkeit in Kontakt mit dem konkreten Erleben zu kommen, die Details und Dynamik der Empfindung wahrzunehmen und die Ein- und Ausatmung in das Gefühl hineinfließen zu lassen. Dabei ist der Übergang von Akzeptanz als „mentalem Trick", den ich einsetze, um mich besser zu fühlen und zu entspannen, zu Akzeptanz als wahrer Ausdruck des „being-modes", also des wirklichen Geschehenlassens, sehr subtil. Akzeptanz meint dabei nicht, dass das Unangenehme plötzlich angenehm oder neutral wird oder dass Dinge gar resigniert ertragen werden sollen, sondern dass das elementare Körpergefühl zugelassen wird und sich dann die Möglichkeit eröffnet, es in einem „größeren Raum" wahrzunehmen. Ein Beispiel mag diesen Vorgang erläutern: Viele Menschen, die Achtsamkeit üben, erleben, dass wenn sie unangenehme Gefühle oder Körperempfindungen zulassen, diese sich dann häufig verändern und sich in ihrer Stärke reduzieren können. Menschen erleben dann häufig eine starke Tendenz, aus einer solchen Erfahrung eine „mentale Regel" machen, etwa in dem Sinne „Ich muss nur meine Unruhe zulassen, dann wird sie schon weg gehen". Aus einer solchen in sprachliche Konzepte gegossenen Erfahrung kann dann sehr schnell eine Falle für die Achtsamkeitspraxis werden. Diese wird dann deutlich, wenn bei dem Versuch der Akzeptanz und des Zulassen sich eben keine Reduzierung der Unruhe oder anderer unangenehmer Gefühle einstellt. Hier ist dann die Versuchung groß, zu sagen: „Achtsamkeit hilft ja auch nichts". Aber in Wirklichkeit ist die Einladung im Rahmen von Achtsamkeit radikaler: Die Unruhe da sein zu lassen – auch wenn sie sich dadurch im Augenblick nicht reduziert. Dieses Da-sein-lassen hat das Potenzial unterschiedliche Erfahrungen zu ermöglichen, die sich in einer solchen Situationen einstellen können (aber nicht müssen): Die Erfahrung, dass die Unruhe nicht „Ich" ist, dass es also im gegenwärtigen Moment noch viele weitere Aspekte gibt und ich nicht auf die Unruhe beschränkt bin; die Erfahrung, dass mir auch die Vergänglichkeit der Unruhe bewusst wird und ich trotz oder mit der Unruhe mein Vertrauen in das grundsätzliche Gut-sein jeder Erfahrung nicht verlieren muss (oder dass ich mich in einer solchen Situation bewusst für dieses Vertrauen entscheide); die Erfahrung, dass ich die

Offene und achtsame Wahrnehmung der körperlichen Manifestation des Problems

Unruhe aushalten kann und sie nicht, die vielleicht von mir befürchteten Konsequenzen hat, die der tiefere Grund dafür sein können, dass ich die Unruhe los werden will („Die Unruhe ruiniert mich", „Die Unruhe ist für andere nicht akzeptabel").

Im Rahmen der Übung wird den Teilnehmern erlaubt, so lange bei der schwierigen Erfahrung zu bleiben und mit ihr zu atmen, wie diese die Aufmerksamkeit auf sich zieht. Wenn das Körpergefühl die Aufmerksamkeit nicht mehr auf sich zieht, wird wieder zur Atmung zurückgekehrt und es wird mit dem primären Objekt der Aufmerksamkeit (z. B. Atem oder Ganzkörpergefühl) weitergeübt.

4.2.1.4 Der „Atemraum"

Atemraum: Kurzform der Sitzmeditation

Eine wichtige Übung, um die Achtsamkeit in den Alltag zu integrieren, ist der sogenannte „Atemraum". Er ist eine Kurzform der Sitzmeditation. Diese wird zuerst in der Sitzung eingeführt. Danach sollen die Patienten an drei über den Tag verteilten und vorab festgelegten Zeiten für 3 Minunten den Atemraum praktizieren. Sinnvoll kann diese Übung beispielsweise an wichtigen Übergängen im Tagesverlauf eingesetzt werden (Beispielsweise beim Beginn der Arbeit im Büro, vor dem Essen, vor dem Schlafengehen). Es ist wichtig, darauf zu verweisen, dass diese Kurzmeditation kein Ersatz für die ausführliche Übung von Body-Scan oder Sitzmeditation ist, sondern ihre Kraft erst aus der Übungserfahrung mit den längeren Übungen entsteht.

Durchführung an wichtigen Übergängen im Tagesverlauf

Instruktion für den Atemraum

Zur Einführung der Übung für den *Atemraum* (nach Segal et al., 2008) bietet sich folgende Instruktion an[4]:

> Da diese Übung kurz ist und wir schnell im gegenwärtigen Moment ankommen möchten, nehmen wir zunächst eine ganz bestimmte Körperhaltung ein … entspannt, würdevoll, aufgerichtet. Der Rücken ist nicht steif. So können wir ein Gefühl von Präsenz und Wachheit verkörpern.
>
> Nun, schließen Sie Ihre Augen, wenn das für Sie angenehm ist, und werden Sie sich in einem ersten Schritt gewahr, wirklich gewahr, was gerade in Ihnen vor sich geht. Aufmerksam sein für das, was Ihnen durch den Kopf geht. Welche Gedanken sind gerade da? Hier wieder, so gut es Ihnen möglich ist, Ihre Gedanken einfach als geistige Vorgänge betrachten … Wir nehmen sie also zur Kenntnis und dann beobachten wir die Gefühle, die in diesem Moment vorhanden sind … wir wenden uns dabei insbesondere jeder Empfindung von Unwohlsein oder unangenehmen Gefühlen zu. Anstatt also zu versuchen, sie weg zu schieben

4 Diese Übung ist zusätzlich als Audiodatei erhältlich (vgl. Audio-CD „Achtsamkeitsübungen für die klinische Praxis und den Alltag" von Michalak, Heidenreich und Williams, 2012, ISBN 978-3-8017-2444-3).

oder zu ignorieren, einfach diese Gefühle anerkennen, vielleicht indem Sie sagen: „Aha, da bist du also, so fühlt es sich also gerade an". Genauso mit Körperempfindungen ... Sind gerade Empfindungen wie Anspannung, Festhalten da – oder Ähnliches? Und wieder sich dessen gewahr sein, sie einfach nur zur Kenntnis nehmen. Okay, so ist es also jetzt gerade.

Wir haben nun also ein Gefühl dafür, was gerade geschieht. Wir sind aus dem Autopiloten-Modus ausgestiegen. Der zweite Schritt besteht nun darin, unser Gewahrsein zu sammeln, indem wir uns auf ein einzelnes Objekt fokussieren – die Bewegungen des Atems. Jetzt sammeln wir uns also, indem wir unsere Aufmerksamkeit nach unten auf die Bewegungen im Bauch richten, das Heben und Senken der Bauchdecke mit der Atmung ... wir konzentrieren uns ungefähr für eine Minute auf die Bewegungen der Bauchdecke ... Moment für Moment, Atemzug für Atemzug, so gut es uns möglich ist. Wir sind uns bewusst, wann der Atem hineinströmt und wann er wieder hinausströmt. Einfach die Aufmerksamkeit mit den Mustern von Bewegung dort unten verbinden ... den Atem als Anker benutzen, um sich zu sammeln, um wirklich gegenwärtig zu sein.

Und jetzt als dritten Schritt, nachdem wir uns bis zu einem gewissen Grad gesammelt haben, lassen wir unser Gewahrsein sich ausdehnen. Wir schließen sowohl den Atem als auch ein Gefühl für den Körper als Ganzes in unser Gewahrsein mit ein, sodass unser Gewahrsein ganz weit wird ... Ein Gefühl für den Körper als Ganzes, einschließlich jeglicher Form von Anspannung oder Empfindungen in Verbindung mit Festhalten in den Schultern, im Nacken, im Rücken oder im Gesicht ... dem Atem folgen, so als ob Ihr ganzer Körper atmen würde. Und all dies in dem weichen, weiten Raum des Gewahrseins halten.

Und dann – wenn Sie bereit sind – können Sie die Augen langsam öffnen.

Gibt es dazu irgendwelche Fragen oder Bemerkungen?

Nachdem die Übenden Erfahrung mit dieser Übung gemacht haben und diese zu Hause praktiziert haben, können sie den dreiminütigen Atemraum zusätzlich auch dann anwenden, wenn sie im Tagesverlauf unangenehme Gefühle oder ein Gefühl von „Verengung" oder „Festhalten" im Körper wahrnehmen, oder wenn sie den Eindruck haben, von einer Situation überwältigt zu werden. Hier können die Patienten – je nach Situation – entweder einen eher formalen dreiminütigen „Atemraum" durchführen oder einfach mithilfe des Atems als Anker achtsam und bewusst das wahrnehmen, was gerade jetzt in ihrem Geist und ihrem Körper passiert.

4.2.1.5 Achtsamkeitsübungen in Bewegung

Achtsamkeit kann selbstverständlich auch im Rahmen von Bewegung durchgeführt werden. Für einige Teilnehmer können solche Bewegungsübungen sogar einen leichteren Zugang zum Prinzip Achtsamkeit ermöglichen als die in Ruhe durchgeführten Übungen wie Body-Scan oder Sitzmeditation. Im Rahmen von MBSR oder MBCT werden einfache Yoga-Übungen durchgeführt, um den Patienten eine Erfahrung für die Übung von Achtsamkeit in Bewegung zu ermöglichen. Eine ausführliche Anleitung hierzu findet sich in Segal et al. (2008).

Achtsamkeitsübungen in Bewegung

An dieser Stelle möchten wir als Beispiel für eine Achtsamkeitsübung in Bewegung, die Gehmeditation, darstellen. „Ziel" dieser Übung ist es, den Being-Mode auch in Bewegung zu erfahren. Der Übende soll also mit jedem Schritt achtsam sein und um des Gehens willen gehen, ohne irgendein Ziel erreichen zu wollen/müssen.

Ziel der Gehmeditation: Erleben des Being-Modus in der Bewegung

Folgende Instruktion für die *Gehmeditation* (nach Segal et al., 2008) kann genutzt werden:

Instruktion für die Gehmeditation

1. Suchen Sie sich einen Ort, an dem Sie auf- und abgehen können, ohne sich Gedanken machen zu müssen, ob andere Sie dabei beobachten könnten. Dieser Ort kann sich drinnen oder draußen befinden.
2. Stellen Sie sich an das eine Ende Ihres Weges, die Füße parallel, ungefähr 10 bis 15 Zentimeter auseinander; die Knie nicht durchdrücken, sodass Sie diese leicht beugen können. Erlauben Sie Ihren Armen, entspannt an der Seite herunterzuhängen oder falten Sie die Hände locker vor Ihrem Körper. Der Blick ist weich und nach vorne gerichtet.
3. Bringen Sie Ihr Gewahrsein zu Ihren Fußsohlen, sodass Sie ein unmittelbares Gefühl für die Körperempfindungen bekommen, die durch den Kontakt der Füße mit dem Boden entstehen und ein unmittelbares Gefühl für das Gewicht Ihres Körpers, das durch Ihre Beine und die Füße auf den Boden übertragen wird. Vielleicht finden Sie es auch hilfreich, Ihre Knie ein paar Mal ganz leicht zu beugen, um die Empfindungen in Ihren Füßen und Ihren Beinen deutlicher zu spüren.
4. Wenn Sie dazu bereit sind, verlagern Sie Ihr Körpergewicht auf Ihr rechtes Bein und beobachten Sie die sich verändernden Muster von Körperempfindungen in den Beinen und Füßen, während das linke Bein „leer" wird und das rechte den Halt für den restlichen Körper übernimmt.
5. Wenn das linke Bein „leer" ist, erlauben Sie Ihrer linken Ferse, sich langsam vom Boden zu heben. Beobachten Sie die Empfindungen in den Wadenmuskeln während Sie dies tun und fahren Sie dann fort, indem Sie dem ganzen linken Fuß erlauben, sich behutsam vom Boden zu heben bis nur noch die Zehen Kontakt zum Boden haben.

Während Sie sich der Körperempfindungen in den Füßen und Beinen achtsam gewahr sind, heben Sie langsam den linken Fuß, bewegen ihn behutsam nach vorne, spüren den Fuß und das Bein, während sie sich durch die Luft bewegen, und setzen dann die Ferse auf den Boden. Erlauben Sie dem Rest der linken Fußsohle, Kontakt mit dem Boden aufzunehmen, während Sie Ihr Körpergewicht auf das linke Bein und den linken Fuß verlagern, wobei Sie sich der zunehmend stärkeren Körperempfindungen im linken Bein und Fuß gewahr sind, während das rechte Bein „leer" wird und die rechte Ferse den Fußboden verlässt.

6. Nachdem Sie das Gewicht vollkommen auf das linke Bein verlagert haben, erlauben Sie dem Rest des rechten Fußes sich zu heben und bewegen Sie ihn langsam nach vorne, während Sie sich der sich verändernden Muster von Körperempfindungen in Ihrem Fuß und Ihrem Bein gewahr sind, während Sie dies tun. Ihre Aufmerksamkeit auf die rechte Ferse richtend, während diese Kontakt zum Boden aufnimmt, verlagern Sie Ihr Körpergewicht auf den rechten Fuß, während dieser behutsam auf den Boden gesetzt wird, und seien Sie sich der verändernden Muster von Körperempfindungen in beiden Beinen und Füßen gewahr.
7. Gehen Sie auf diese Weise langsam von einem Ende Ihres Weges zum anderen, wobei Sie insbesondere die Empfindungen in den Fußsohlen und Fersen bewusst wahrnehmen, während diese in Kontakt mit dem Boden sind, sowie die Empfindungen in den Beinmuskeln, während Sie sich vorwärts bewegen.
8. Am Ende Ihres Weges drehen Sie sich langsam um; nehmen Sie die komplexen Bewegungsmuster wahr, die bei einem Richtungswechsel im Körper stattfinden, würdigen Sie diese so gut es geht und gehen Sie dann weiter.
9. Gehen Sie auf diese Weise auf und ab, wobei Sie sich der Körperempfindungen in den Füßen und Beinen und des Kontakts der Fußsohlen mit dem Boden so bewusst sind wie es Ihnen möglich ist. Richten Sie Ihren Blick weich und sanft nach vorn.
10. Wenn Sie merken, dass der Geist vom Gewahrsein der Empfindungen beim Gehen abgeschweift ist, geleiten Sie den Fokus Ihrer Aufmerksamkeit wieder sanft zu Ihren Empfindungen in den Füßen und Beinen zurück. Verwenden Sie vor allem die Empfindungen, die auftreten, während die Füße Kontakt mit dem Boden aufnehmen, als „Anker", um sich wieder mit dem gegenwärtigen Moment zu verbinden, so wie Sie den Atem in der Sitzmeditation nutzen.
11. Gehen Sie für 10 bis 15 Minuten, oder auch länger wenn Sie möchten.
12. Gehen Sie zu Beginn in einem langsameren Tempo als normal, damit Sie wirklich die Möglichkeit haben, sich der Empfindungen beim Gehen vollkommen gewahr zu sein. Sobald Sie sich mit dem

achtsamen, langsamen Gehen wohlfühlen, können Sie auch damit experimentieren, schneller zu gehen, bis hin zu Ihrem normalen Gehtempo und darüber hinaus. Wenn Sie sehr unruhig sind, kann es möglicherweise hilfreich sein, zunächst schneller zu gehen und dann auf natürliche Weise langsamer zu werden, während Sie auch ruhiger werden.

13. Bringen Sie das gleiche achtsame Gewahrsein, das Sie bei der Gehmeditation kultiviert haben, so oft es Ihnen möglich ist, auch Ihrer normalen, alltäglichen Erfahrung des Gehens entgegen.

4.2.1.6 Übungen zum achtsamen Sehen und Hören

Achtsamkeit ist kein nur auf das innere Erleben gerichteter Aufmerksamkeitsfokus, sondern kann und sollte alle Sinne umfassen. Eine Möglichkeit, dies zu verdeutlichen, ist die Durchführung von Übungen zum achtsamen Sehen und Hören. Im MBCT-Programm werden beispielsweise kurze fünfminütige Übungen durchgeführt, in denen die Patienten in diesen Bereichen Erfahrungen sammeln können.

Wenn der Raum, in dem die Sitzungen stattfinden, ein Fenster hat, werden die Teilnehmer gebeten, aus dem Fenster zu schauen und ihre Aufmerksamkeit, so gut es geht, auf das Sehen zu richten. Dabei werden die Übenden eingeladen die gewohnten Begriffe loszulassen, die sie normalerweise verwenden, um das Gesehene zu kategorisieren. Anstatt zum Beispiel die einzelnen Elemente dieser Szene als Bäume oder Autos oder was auch immer zu betrachten, sollen die Teilnehmer „direkt" und unmittelbar die Farben, Formen und Bewegung wahrnehmen. Die Anleitung lautet, dass die Teilnehmer, sobald sie gemerkt haben, dass sie anfangen, über das Gesehene nachzudenken, ihre Aufmerksamkeit sanft wieder zum „unmittelbaren" Sehen zurückbringen.

Alternativ oder zusätzlich kann auch eine „Hörmeditation" durchgeführt werden. Hierbei werden die Teilnehmer gebeten, auf die Geräusche im Hier-und-Jetzt zu achten: die nahen und die fernen Geräusche, Geräusche die von vorne, von hinten, von der Seite, von oben oder von unten kommen. Auch hier sollen sie wiederum so gut es geht die Kategorien loslassen, in die sie normalerweise das Gehörte einordnen: Anstelle einen Stuhl scharren oder eine Person husten zu hören, werden die Geräusche direkt als veränderliche Muster von Tonhöhen, Klängen und Lautstärken wahrgenommen. Und auch hier kann jedes Mal, wenn der Geist abschweift und anfängt zu denken, die Aufmerksamkeit sanft wieder auf das Hören zurückgelenkt werden.

Neben der Verdeutlichung, dass das Prinzip Achtsamkeit auch den achtsamen Umgang mit den auf die Außenwelt gerichteten Sinnen umfasst, kann

Bedeutung des Being-Modus hinsichtlich Hören und Sehen

durch diese Übungen deutlich werden, was der „Seins-Modus“ bei einem so einfachen und fundamentalen Akt wie dem Hören oder Sehen bedeutet. Diese Übungen sind daher auch besonders dafür geeignet, am Beginn der Sitzung durchgeführt zu werden, da sie einen Übergang vom „Modus des Tuns“, in welchem die Teilnehmer häufig zur Sitzung kommen, zum „Seins-Modus“ ermöglichen.

4.2.1.7 Informelle Achtsamkeitsübungen

Integration der Achtsamkeitsübungen in den Alltag

Informelle Achtsamkeitsübungen sollen die Patienten dabei unterstützen, die Achtsamkeit weiter in den Alltag zu integrieren. Letztendlich ist es ja das Ziel der Achtsamkeitspraxis, einen wachen und bewussten Geisteszustand nicht nur während formaler Übungen zu entwickeln, sondern ihn auch immer mehr im Alltag zu entfalten.

Auswählen einer Routinetätigkeit

Von der ersten Sitzung im Rahmen von MBSR oder MBCT an werden die Teilnehmer deswegen dazu aufgefordert, einzelne Aktivitäten im Alltag achtsam auszuführen. Dabei wird zuerst *eine* Routinetätigkeit ausgewählt. Diese soll bewusst ausgeführt werden, wobei sich der Übende dieser Tätigkeit von Moment zu Moment gewahr sein sollte. Für diese Übung ist jede Form von Aktivität geeignet – Zähne putzen, duschen, oder auch den Müll aus dem Haus bringen. Dabei sollte sich der Übende, immer dann wenn er abschweift, wieder in den Moment zurückzuholen und vollkommen gegenwärtig sein. So kann er beispielsweise beim Zähneputzen die Zahnbürste auf dem Zahnfleisch spüren oder beim Duschen, das Wasser, das den Rücken hinunterläuft. Kabat-Zinn (2009) nennt weitere Beispiele, etwa Achtsamkeit beim Treppensteigen oder Achtsamkeit beim Putzen des Herdes. Wesentlich ist, dass neben den Übungen, die in Ruhe stattfinden (Body-Scan, Sitzmeditation) auch schnelle Bewegung achtsam wahrgenommen werden kann, z.B. beim Joggen oder bei schnellen Bewegungen im Alltag.

Gewahrwerdung des Unterschieds zwischen halbbewusstem Funktionieren und einem achtsamen Geisteszustand

Anhand dieses Moment-zu-Moment-Gewahrseins kann besonders der Unterschied erfahren werden zwischen dem halbbewussten Funktionieren im Autopiloten-Modus und einem Geisteszustand, bei dem man sich achtsam dessen bewusst ist, was man gerade tut, während man es tut. Dies ermöglicht, die besondere (und „wunderbare“) Qualität *jedes* Augenblicks wahrzunehmen. Gleichzeitig wird aber auch das „Alltägliche“ der Achtsamkeitspraxis deutlich, die nichts Besonderes ist: Man kann sich jederzeit einen Zugang zu ihr verschaffen, was auch immer man gerade tut, einfach indem man sich entscheidet, aufmerksam zu sein.

4.2.1.8 Texte

Einen weiteren Zugang zum Thema Achtsamkeit können Geschichten, Texte oder Gedichte liefern, die man den Patienten erzählt oder vorliest oder die man ihnen zum selber lesen mit nach Hause gibt. Auf diesem

Wege ist es möglich, Patienten ein recht „niederschwelliges“ Angebot zur Beschäftigung mit dem Thema zu machen. Beispielsweise lässt sich so ein erster Zugang zum Thema für Patienten herstellen, bei denen man eine Integration von Achtsamkeitselementen in die Therapie für sinnvoll hält.

Im Rahmen von MBSR und MBCT wird viel mit Bildern und Metaphern gearbeitet. Gerade Bilder und Metaphern können ein eher intuitives Verständnis für das Gemeinte fördern und ein zu „Wörtlich-Nehmen“ von Sprache „aufweichen“, das häufig durch eher klassische therapeutische Kommunikationsmittel (z. B. Informationsvermittlung, Erarbeitung von Störungsmodellen) ausgelöst wird. Während der Kurse werden deswegen nicht nur Übungen durchgeführt und Informationen gegeben, sondern es wird auch mit kurzen Erzählungen und Gedichten gearbeitet.

Aus Platzgründen möchten wir auf diese Bestandteile der Programme nicht weiter eingehen, sondern verweisen den interessierten Leser auf die Manuale selbst (Kabat-Zinn, 1990; Segal et al., 2008). Weiterhin sei auf das ACT-Manual hingewiesen, das eine wahre Fundgrube für gute Metaphern und Bilder ist (Hayes, Strosahl & Wilson, 1999). Als ausführlicheren Einstieg in das Thema Achtsamkeit möchten wir Texte von Thich Nhat Hanh empfehlen (z. B. Hanh, 2008, 2009).

Als kurzes Beispiel für Texte aus dem westlichen Kulturkreis, die das Gemeinte sehr schön veranschaulichen, wollen wir am Ende dieses Abschnitts zwei Beispiele vorstellen:

Betrachtung der Zeit von Andreas Gryphius (1663/2007, S. 106)

Mein sind die Jahre nicht die mir die Zeit genommen/

Mein sind die Jahre nicht die etwa möchten kommen

Der Augenblick ist mein und nehm’ ich den in acht

so ist der mein/der Jahr und Ewigkeit gemacht.

Rilkes Briefe an Kappus

„... ich möchte Sie, so gut ich es kann, bitten, ..., Geduld zu haben gegen alles Ungelöste in Ihrem Herzen und zu versuchen, die Fragen selbst liebzuhaben wie verschlossene Stuben und wie Bücher, die in einer sehr fremden Sprache geschrieben sind. Forschen Sie jetzt nicht nach den Antworten, die Ihnen nicht gegeben werden können, weil Sie sie nicht leben könnten. Und es handelt sich darum, alles zu leben. Leben Sie jetzt die Fragen. Vielleicht leben Sie dann allmählich, ohne es zu merken, eines fernen Tages in die Antwort hinein.“ (aus: Brief Rilkes an F. X. Kappus vom 16. Juli 1903, Insel-Ausgabe, S. 52)

„Lassen Sie Ihren Urteilen die eigene stille, ungestörte Entwicklung, die, wie jeder Fortschritt, tief aus innen kommen muss und durch nichts gedrängt oder beschleunigt werden kann. *Alles* ist austragen und dann gebären. Jeden Eindruck und jeden Keim eines Gefühls ganz in sich, im Dunkel, im Unsagbaren, Unbewußten, dem eigenen Verstande Unerreichbaren sich vollenden lassen und mit tiefer Demut und Geduld die Stunde der Niederkunft einer neuen Klarheit abwarten … reifen wie der Baum, der seine Säfte nicht drängt und getrost in den Stürmen des Frühlings steht ohne die Angst, daß dahinter kein Sommer kommen könnte. Er kommt doch. Aber er kommt nur zu den Geduldigen, die da sind, als ob die Ewigkeit vor ihnen läge, so sorglos still und weit." (aus dem Brief an Kappus vom 23. April 1903, Insel-Ausgabe, S. 50/51)

4.2.2 Kognitiv-verhaltenstherapeutische Elemente

Neben den achtsamkeitsbasierten Elementen im engeren Sinne werden im Rahmen von MBCT bei Depressionen auch Therapiebausteine verwendet, die aus dem Bereich der „klassischen" kognitiven Verhaltenstherapie stammen. Analoge Prinzipien gelten für den Einsatz von Achtsamkeit bei anderen Indikationen. Weitere Therapiebausteine in diesem Sinne sind die Psychoedukation der Patienten, die Arbeit an Kognitionen und Therapieelemente, die auf der Verhaltensebene ansetzen. Aber auch diese Therapiebausteine werden in das achtsamkeitsbasierte Gesamtvorgehen „verwoben". So geht es bei den kognitiven Elementen schwerpunktmäßig nicht um die Veränderung der Inhalte von Gedanken, sondern der Haltung diesen Gedanken gegenüber. Auch bei den Therapiemethoden, die auf der Verhaltensebene ansetzen, liegt der Schwerpunkt auf der Entwicklung einer Haltung, die durch ein achtsames und „weises" Sorgen um sich selber gekennzeichnet ist, und nicht etwa auf der Steigerung der Fähigkeit, sich abzulenken. In den Sitzungen zeigt sich dies auch daran, dass vor diesen eher klassischen Therapieelementen Übungen durchgeführt werden, die den achtsamen Kontakt mit dem Hier-und-Jetzt fördern (z. B. der Atem-Raum). So können mögliche Veränderungen auf der kognitiven und der Verhaltensebene aus dem Erleben des gegenwärtigen Zustands heraus erfolgen.

4.2.2.1 Psychoedukation

Im Rahmen von MBCT erhalten Patienten ausführliche Information über Depression und Rückfälle. So werden zum Beispiel die DSM-Kriterien einer Depression vorgestellt und die Patienten werden über negative automatische Gedanken informiert, die häufig im Rahmen von Depressionen auftreten. Dazu erhalten die Teilnehmer beispielsweise den Fragebogen zu automatischen negativen Gedanken (Automatic Negative Thoughts Questionnaire, Hollon & Kendall, 1980). Der Kursleiter fragt dann die Teilnehmer, ob ihnen diese negativen Gedanken bekannt vorkommen. Der Sinn der Übung ist, ein Gefühl für das „Gebiet Depression“ zu entwickeln und ein Verständnis dafür zu entwickeln, dass negative Gedanken ein Teil der Depressionssymptomatik sind. Dies kann einen weiteren Impuls in Richtung einer Disidentifikation von diesen Gedanken bewirken. Darüber hinaus können diese Informationen deswegen wichtig sein, um die Annahme zu verändern, dass einige Merkmale von Depressionen, wie zum Beispiel Schlafstörungen, Appetitlosigkeit oder chronische Müdigkeit „wirkliche“ Symptome einer Depression sind, Gefühle der Minderwertigkeit, Sorgen und Schuldgefühle aber als Anzeichen von persönlichem Versagen oder Schwäche betrachtet werden. Bei der Adaptation an andere Störungen, z. B. im Bereich der achtsamkeitsbasierten Behandlung von Schlafstörungen (MBCT-I, Heidenreich et al., 2006) werden dementsprechend wesentliche Inhalte der kognitiven Konzeption von Schlafstörungen vermittelt. Im Bereich der Schlafstörungen wird das Modell eines Teufelskreises aus physiologischer und psychischer Anspannung eingeführt, die negativen Auswirkungen einer ausgeprägten Fokussierung auf den Schlaf sowie die mögliche Bedeutung von Sicherheitsverhaltensweisen vorgestellt (vgl. Birrer-Strassfeld, Junghanns-Royack & Heidenreich, 2009). Im Rahmen der achtsamkeitsbasierten Rückfallprävention (Bowen et al., 2009) erhalten die Patienten dementsprechend Informationen zu Aspekten der Rückfallgefährdung bei Substanzabhängigkeit.

Im störungsübergreifenden MBSR-Programm werden im Rahmen von Psychoedukation eher generellere Informationen zum Thema Stress vermittelt. Darüber hinaus weist jede Sitzung inhaltlich einen bestimmten Themenschwerpunkt auf. Beispielsweise wird in der zweiten Sitzung das Thema „kreatives Reagieren auf Lebenssituationen“ ins Zentrum gestellt und mit der oben bereits ausgeführten „Autopiloten“-Haltung kontrastiert oder es werden Themen wie „achtsame Kommunikation“ behandelt.

4.2.2.2 Kognitive Elemente

Auch wenn das Thema „Umgang mit Gedanken“ schon von der ersten Sitzung an relevant ist, wird es in der sechsten Sitzung von MBCT zum Schwerpunktthema. Eines der Hauptziele aller kognitiven Elemente bei MBCT ist es, ein größeres Verständnis dafür zu schaffen, dass Gedanken keine Tatsachen sind (auch wenn sie das Gegenteil von sich behaupten). Ein Teil der kognitiven Methoden in MBCT zielt dabei darauf ab, bei den Patienten dafür ein Bewusstsein zu schaffen, wie bewertende Gedanken die emotionale Reaktionen auf eine Situation beeinflussen und die nachfolgenden Verhaltenstendenzen bahnen. Zum Beispiel bekommen in der sechsten Sitzung die Teilnehmer einen Bogen Papier, wobei auf jeder Seite eine unterschiedliche Version einer Geschichte steht:

Kognitive Übung

- *Version 1:* „Sie fühlen sich schlecht, weil Sie eine Auseinandersetzung mit einem Arbeitskollegen hatten. Kurze Zeit später sehen Sie einen anderen Kollegen im Hauptbüro, der an Ihnen vorbeirauscht und sagt, dass er keine Zeit hat. Was würden Sie in dieser Situation denken?"
- *Version 2:* „Sie fühlen sich glücklich, weil Sie und Ihr Arbeitskollege von Ihrem Chef für Ihre gute Arbeit gelobt wurden. Kurze Zeit später sehen Sie einen anderen Kollegen im Hauptbüro, der an Ihnen vorbeirauscht und sagt, dass er keine Zeit hat. Was würden Sie in dieser Situation denken?"

In der anschließenden Diskussion in der Gruppe werden die Reaktionen auf diese zwei Szenarien verglichen und diskutiert. Dabei soll deutlich werden, wie wir in die Interpretation eines Ereignisses meist genauso viel hineintragen wie tatsächlich in der Situation ist.

Im Anschluss an diese Diskussion wird der Atemraum (siehe Kapitel 4.2.1.4) als erste Reaktionsmöglichkeit für Situationen herausgearbeitet, in denen die Teilnehmer mit starken negativen Gedanken und Gefühlen konfrontiert sind. Unterschiedliche Reaktionsmöglichkeiten, die dem Atemraum folgen können, werden den Teilnehmern dann als Handout mit nach Hause gegeben (vgl. Kasten und Karte „Möglichkeiten des Umgangs mit Gedanken" im Anhang des Buches). Dort können sie diese für sich alleine ausprobieren können.

Möglichkeiten des Umgangs mit Gedanken

Anleitung: Möglichkeiten des Umgangs mit Gedanken

1. Beobachten Sie einfach, wie die Gedanken kommen und gehen, ohne dass Sie den Gedanken folgen müssen.
2. Beobachten Sie Ihre Gedanken als psychische Ereignisse und nicht als Tatsachen. Es kann sein, dass diese Gedanken oft mit starken Gefühlen einhergehen. Deshalb ist es sehr verlockend zu glauben, dass die Gedanken wahr sind. Aber es liegt immer noch an Ihnen zu entscheiden, ob sie wahr sind und ob Sie sich damit auseinandersetzen wollen.
3. Schreiben Sie Ihre Gedanken auf ein Blatt Papier. Dies gibt Ihnen die Möglichkeit, diese auf eine Art zu sehen, die weniger gefühlsbetont und überwältigend ist. Auch die Pause zwischen dem Gedanken und dem Niederschreiben des Gedankens kann Ihnen einen Moment Zeit geben, um über die Bedeutung nachzudenken.
4. Stellen Sie sich die folgenden Fragen: Ist dieser Gedanke gerade automatisch in meinen Kopf gekommen? Passt er zu den Tatsachen der

Situation? Kann ich etwas an diesem Gedanken infrage stellen? Wie würde ich über diesen Gedanken zu einem anderen Zeitpunkt in einer anderen Stimmung denken? Gibt es alternative Sichtweisen?

5. Bei Gedanken, die besonders schwierig sind, kann es hilfreich sein, sie mit voller Absicht noch ein anderes Mal ausführlicher anzuschauen. Hierfür bietet sich der ausgeglichene Geisteszustand Ihrer Sitzmeditation besonders an.

Wichtig: Freiheit zu unterscheiden zwischen Gedanken, denen man folgen möchte und solchen, die man einfach stehen lassen möchte

Letztendliches Ziel ist es dabei, den Teilnehmern genug Freiheit zu geben, um zwischen Gedanken zu unterscheiden, denen sie folgen möchten und solchen, die sie einfach stehen lassen möchten. In keinem Fall soll aber das Vorgehen in einen Kampf gegen Gedanken verwandelt werden, sondern es geht um eine Änderung in der Haltung.

Insgesamt soll eine alternative Sicht auf Gedanken entwickelt werden. Diese ist dadurch charakterisiert, dass Gedanken als dass erkannt werden, was sie letztendlich sind: Mentale Ereignisse, die die Person nicht definieren und die nicht in Handlung (z. B. sozialer Rückzug) „ausagiert" werden müssen. Bei anderen Indikationsbereichen kommen demnach entsprechende kognitive Therapieelemente zum Einsatz: Bei der MBCT-I zur Behandlung von Insomnie (Heidenreich et al., 2006) wird den Patienten beispielsweise vermittelt, welche Auswirkungen unterschiedliche Strategien der Gedankenkontrolle haben (z. B. Gedankenunterdrückung im Gegensatz zu kognitiver Neubewertung).

4.2.2.3 Verhaltensbezogene Elemente

Zusammenhang von Stimmung und Aktivität

Stimmung und Aktivität hängen oft eng miteinander zusammen. Stimmungsverschlechterungen führen häufig dazu, dass die Motivation, Dinge in Angriff zu nehmen und aktiv zu werden, reduziert ist. Dies betrifft sowohl Routinetätigkeiten (z. B. Erledigen der Hausarbeit, Öffnen von Briefen) wie auch Aktivitäten, die in einer normalen Stimmungslage als angenehm erlebt werden (z. B. Freunde besuchen, sich etwas gönnen, sportliche Aktivitäten). Dies kann in einen sich immer weiter aufschaukelnden Teufelskreis aus Inaktivität und verschlechterter Stimmung münden. Normalerweise kann man warten, bis man wieder Lust hat, etwas zu tun. Während der Depression ist der mangelnde innere Antrieb aber ein schlechter Ratgeber. In solchen Phasen kann es wichtig sein, nicht so lange zu warten, bis man spontan wieder den Wunsch verspürt, etwas zu tun, sondern es kann klug sein, etwas zu tun, damit man wieder fähig wird, es zu wollen.

Ein möglicher Ausstieg aus einem solchen Teufelskreis sollte dabei aus einer achtsamen Haltung erfolgen – kein Aktionismus, sondern eine Haltung, die durch ein gutes und ‚weises' für sich selber Sorgen gekennzeichnet ist. Bevor wir also auf Anspannung, gedrückte Stimmung und herannahende

Depression reagieren, kann es sehr hilfreich sein, zuerst in achtsamen Kontakt mit dem eigenen Zustand im Hier-und-Jetzt zu treten. Dies kann zum Beispiel in Form eines Atem-Raums (siehe Kapitel 4.2.1.4) erfolgen. Auf Grundlage dieses achtsamen Kontaktes mit sich selber, kann häufig besser entschieden werden, ob und wie man auf einer gedanklichen Ebene (s. o.) reagieren oder ob und wie man auf der Ebene des äußeren Verhaltens handeln möchte. Im Rahmen von MBCT werden unterschiedliche Übungen durchgeführt, um den Teilnehmern ein achtsames und „weises" Handeln gerade in solchen Situationen, die zu Rückfällen führen können, zu ermöglichen. Die siebte MBCT-Sitzung behandelt dies als Schwerpunkthema (zur Gesamtstruktur des Programms siehe Tabelle 1 auf Seite 65 ff.).

Achtsamer Umgang mit depressogenen Teufelskreisen

In dieser Sitzung werden die Teilnehmer zuerst gebeten, typische Dinge aufzuschreiben, die sie den Tag über tun. Die Aktivitäten auf dieser Liste sollen dann von den Teilnehmern in positive („Was tue ich im Alltag, das mir gut tut und das mir eine innere Stabilität gibt?") und negative („Was tue ich in meinem Leben, das meine Möglichkeit beeinträchtigt, mich ganz, gelassen und in Kontakt mit dem gegenwärtigen Augenblick zu erleben?") Aktivitäten eingeteilt werden. In Kleingruppen werden die Teilnehmer dann gebeten, sich die zwei folgenden Fragen vorzulegen:

Auflistung täglicher Aktivitäten

Fragen zur Auswertung alltäglicher Aktivitäten
1. „Bei den positiven Aktivitäten: Wie kann ich etwas in meinem Leben verändern, sodass ich mir mehr Zeit für diese Dinge nehme oder dass mir diese Dinge bewusster werden?"
2. „Bei den negativen oder erschöpfenden Aktivitäten: Wie kann ich diese Dinge am besten weniger oft machen?"

Die Teilnehmer sollen also ihre alltäglichen Erfahrungen benutzen, um Handlungen zu entdecken und zu kultivieren, die sie dann in Zeiten verschlechterter Stimmung als Coping-Möglichkeit verwenden können. Die achtsame Haltung zeigt sich dabei darin, dass die Aktivitäten nicht dazu benutzt werden sollen, vor schwierigen Erfahrungen davonzulaufen oder sie zu vermeiden, sondern die Handlungen sollen aus einem gesteigerten und bewussteren Kontakt mit den alltäglichen Schwierigkeiten und Problemen erfolgen.

Achtsamer Einsatz von Aktivitäten

Wichtig ist in diesem Zusammenhang der Hinweis, dass es häufig die scheinbar unbedeutenden und kleinen Aktivitäten sind, die einen Impuls in Richtung Stabilität geben können. Solche positiven Aktivitäten können zum einen darin bestehen, dass sie Freude und Vergnügen bereiten (z. B. Freunde treffen, etwas schmackhaftes essen, ein langes Bad) oder dass sie das Gefühl von Wirksamkeit und „etwas geschafft haben" vermitteln (z. B. einen Brief schreiben, die Einkommensteuererklärung bearbeiten). Die

Teilnehmer werden daraufhin gebeten, ihre Liste zu vervollständigen und die Aktivitäten in „Vergnügen-“ und „Wirksamkeits-Aktivitäten“ zu unterteilen. Danach wird mit den Teilnehmern diskutiert, wie sie diese am besten in ihren Alltag integrieren können (z. B. auch dadurch, dass sie sie in kleinere Schritte einteilen).

Hinweise zur Förderung stabilisierender Aktivitäten

- Sehen Sie die Aktivität so gut es Ihnen möglich ist als ein Experiment an, ohne vorwegnehmen zu wollen, wie Sie sich danach fühlen werden. Bleiben Sie offen gegenüber der Frage, ob das, was Sie tun, überhaupt in irgendeiner Form hilfreich sein wird.
- Überlegen Sie sich eine breite Auswahl an Aktivitäten und begrenzen Sie sich nicht nur auf einige Lieblingsaktivitäten. Manchmal kann bereits die Erfahrung, einfach nur ein neues Verhalten auszuprobieren, sehr interessant sein. Eine Haltung des „Erforschens“ und „Hinterfragens“ kann oft dazu beitragen, Rückzugsreaktionen zu verringern.
- Erwarten Sie keine Wunder. Versuchen Sie das, was Sie sich vorgenommen haben, so gut es Ihnen möglich ist, auch durchzuführen. Sich unter Druck zu setzen und die Erwartung zu haben, dass dieser neue Ansatz alles auf dramatische Weise verändern müsste, ist unrealistisch. Die Aktivitäten sind jedoch sehr hilfreich, um angesichts von Stimmungsveränderungen ein Gefühl von Kontrolle aufzubauen. Außerdem können Sie anhand dessen auch sehen, inwiefern sich die Praxis der Achtsamkeit auf Ihr Verhalten auswirken kann.

Hinweise zur Förderung stabilisierender Aktivitäten

Neben diesem Therapieelement, das vor allem auf eine Steigerung von positiven und stabilisierenden Aktivitäten im Alltag der Patienten abzielt, werden die Teilnehmer auch mit dem Konzept der Frühwarnzeichen vertraut gemacht. Dazu wird eine Übung, die am besten zu zweit oder in Kleingruppen begonnen wird, durchgeführt. Die Aufgabe besteht darin, eine Liste der individuellen Warnsignale zu erstellen, die darauf hindeuten, dass gerade ein Rückfall in die Depression drohen könnte. Nachdem die Übung beendet ist, schreibt der Kursleiter einige Warnsignale an die Tafel. Zum Beispiel:

Erkennen von Frühwarnzeichen einer Depression

- leichte Reizbarkeit,
- verminderte Teilnahme an soziale Aktivitäten – „einfach niemanden sehen wollen“,
- veränderte Schlafgewohnheiten,
- veränderte Essgewohnheiten,
- leichte Erschöpfbarkeit,
- mit körperlicher Betätigung aufhören,
- sich nicht mit geschäftlichen Dingen befassen wollen (Post öffnen, Rechnungen bezahlen usw.),
- Fristen aufschieben.

Es geht dabei darum, die für jeden Patienten individuelle Kombination aus Frühwarnzeichen zu finden. Aber das Wahrnehmen solcher Zeichen allein genügt nicht. Wenn Patienten guter Dinge sind, fällt es ihnen zwar häufig leicht, solche Warnhinweise aufzulisten, doch wenn sich die Stimmung allmählich verschlechtert, sehen sie unter Umständen gar keinen Sinn mehr darin, auf solche Warnsignale überhaupt zu reagieren. Ein solches Gefühl der Hoffnungslosigkeit wird häufig auch von dem Gefühl begleitet, dass keine dieser Übungen es wert sei, durchgeführt zu werden oder dass man wieder „am Nullpunkt angelangt ist“. Insofern werden die Teilnehmer ermutigt, ihre derzeitige gute Absicht, sich um sich selbst zu kümmern, zu nutzen und andere in ihre Pläne einzuschließen. Die Teilnehmer sollen sich diesbezüglich zwei Fragen stellen: „Was hat mich in der Vergangenheit davon abgehalten, diese Gefühle wahrzunehmen (z. B. verdrängen, verleugnen, Ablenkung, Selbstmedikation mit Alkohol, Auseinandersetzungen mit Familienmitgliedern und Kollegen, die Schuld zuweisen) und mich ihnen zu widmen?“ und „Wie kann ich andere Familienmitglieder in mein Frühwarnsystem zur Erkennung von Warnsignalen für Rückfälle einbeziehen?“

Mit dem Partner oder in der Kleingruppe werden dann mögliche Umgangsweisen mit diesen Warnsignalen erarbeitet.

Erstellung eines Rückfallprophylaxe-Plans

Hinweise für die Erstellung eines Rückfallprophylaxe-Planes

- Der erste Schritt ist immer die Durchführung des Atemraums.
- Im zweiten Schritt sollen die Teilnehmer eine Entscheidung treffen und Dinge tun, die sie in der Vergangenheit als hilfreich erlebt haben (z. B. eine CD mit Achtsamkeitsübungen hören; sich an das erinnern, was sie im Kurs gelernt hatten; herausfinden, was ihnen damals geholfen hatte; sich daran erinnern, dass ihre Gefühle zwar jetzt sehr intensiv sind, aber dass keinerlei Unterschied besteht zwischen dem, was sie jetzt brauchen und dem, was sie damals geübt hatten).
- Der dritte Schritt besteht darin, eine Handlung einzuleiten, insbesondere eine solche, die in der Vergangenheit ein Gefühl von Freude und Vergnügen oder ein Gefühl der Wirksamkeit vermittelt hat. Diese Handlungen sollten möglichst auch dann ausgeführt werden, wenn sie derzeit nutzlos erscheinen mögen. Die Teilnehmer sollten die Aktivität in kleinere Einheiten einteilen und sich beispielsweise dafür entscheiden, nur einen Teil einer Tätigkeit zu machen, oder sich darauf beschränken, sie nur für einen kurzen und leicht überschaubaren Zeitraum zu tun.

Insgesamt sollte das Verhalten der Patienten in solchen schwierigen Situationen von folgender Frage gekennzeichnet sein: „Ich weiß zwar nicht wie lange diese Stimmung andauert, aber wie kann ich am besten für mich sorgen bis sie wieder vorbei ist?“ In solch schwierigen Zeiten besteht die

Aufgabe vor allem darin, sich auf jeden einzelnen Augenblick zu konzentrieren und sich in jedem Augenblick, auch dann wenn dies sehr schwer ist, um sich zu kümmern, wie ein guter Freund sich um einen kümmern würde. Und wenn sich die Qualität des Umgangs mit einem schwierigen Augenblick bei einer Person auch nur um einen Prozentpunkt verändert, so stellt dies bereits eine entscheidende Veränderung dar, weil sich dies auf den nächsten Augenblick auswirkt und den nächsten und so fort. Eine kleine und scheinbar unbedeutende Veränderung kann also letztendlich weitreichende Auswirkungen haben. Die Gruppenteilnehmer bekommen im Anschluss daran die Hausaufgabe, einen konkreten Rückfallplan für sich zu entwickeln.

Verhaltensbezogene Intervention bei anderen Indikationen

Bei anderen Indikationen können dementsprechend dieselben oder auch andere verhaltensbezogene Interventionen zum Einsatz kommen: im Rahmen der achtsamkeitsbasierten Behandlung der Insomnie können etwa schlafbezogene Verhaltensregeln implementiert werden (frühestens um 22.30 zu Bett gehen, keine sichtbare Uhr im Schlafraum), wobei es wichtig ist, darauf zu achten, dass Patienten aus diesen (häufig sinnvollen) Regeln keine restriktiven Sicherheitsverhaltensweisen ableiten („ich muss jeden Tag um 22.30 im Bett sein, sonst werde ich wieder schlecht schlafen").

4.3 Effektivität und Prognose

In Kapitel 3 wurden empirische Befunde zu MBCT bereits dargestellt. Im Folgenden werden wir deswegen diese Befunde nur noch kurz zusammenfassen, einige wichtige zusammenfassende Ergebnisse zur Wirksamkeit von MBSR ergänzen und die vorliegende Befundlage kritisch diskutieren.

Zusammenfassung der empirischen Wirksamkeit von MBCT

Empirisch gut abgesichert ist die Wirksamkeit von MBCT bei der Behandlung von ehemals depressiven Patienten mit drei oder mehr depressiven Episoden in der Vorgeschichte: Mehrere Studien konnten zeigen dass MBCT das Rückfallrisiko bei dieser Patientengruppe um ca. 50 % reduziert (Godfrin & van Heeringen, 2010; Ma & Teasdale, 2004; Teasdale et al., 2000) oder eine Verlängerung der Zeit, bis Patienten wieder einen Rückfall erlitten, bewirkt (Bondolfi et al., 2010) In einer Studie erwies sich MBCT im Vergleich zu einer medikamentösen Erhaltungstherapie – dem derzeitigen „Goldstandard" im Bereich der Rückfallprophylaxe bei Depression – als gleich wirksam (Kuyken et al., 2008).

Mehrere kleinere Studien liefern erste Hinweise, dass MBCT auch bei akut depressiven Patienten mit einem chronischen Depressionsverlauf wirksam ist (Kenny & Williams, 2007; Eisendrath et al., 2008).

Darüber hinaus liegen einzelne kleinere Studien vor, die erste vorläufige Hinweise darauf liefern, dass MBCT auch bei Störungsbildern außerhalb

Wirksamkeitsnachweise für MBCT bei GAD und Schlafstörung

des Depressionsbereiches wirksam ist. So wurden beispielsweise Studien zu MBCT bei Generalisierter Angststörung (Evans et al., 2008) oder Schlafstörungen (Heidenreich et al., 2006) durchgeführt. Die Ergebnisse dieser unkontrollierten Studien sollten allerdings mit Vorsichtig interpretiert werden. So gibt es beispielsweise erste Hinweise, dass es im Rahmen achtsamkeitsbasierter Therapie von Schlafstörungen in unkontrollierten Studien zu Prä-Post-Veränderungen der subjektive berichteten Schlafqualität kommt, dieser Effekt aber in Studien mit Kontrollgruppendesign verschwindet (Winbush, Gross & Kreitzer, 2007).

Insgesamt lässt sich festhalten, dass die größeren Studien mit Kontrollgruppendesign, in denen MBCT zur Rückfallprophylaxe bei Depressionen untersucht wurde, von recht hoher methodischer Qualität sind. Die Effektstärken bezüglich der Reduzierung der Rückfallraten liegen dabei im mittleren bis hohen Bereich. Es fehlen allerdings Studien, in denen die Wirksamkeit von MBCT mit aktiven psychotherapeutischen Kontrollbedingungen verglichen wird. Zum jetzigen Zeitpunkt lässt sich somit nicht sagen, dass MBCT traditionellen Behandlungsansätzen bei der Rückfallprophylaxe von Depressionen überlegen ist. Ein Vergleich der Effektstärken von MBCT mit traditionellen Behandlungsansätzen legt keine prinzipielle Überlegenheit von MBCT nahe (siehe Hofmann et al., 2010). MBCT bietet sich möglichweise vielmehr als Behandlungsoption für solche Patienten an, denen mit den herkömmlichen Therapieprinzipien nur unzureichend geholfen werden konnte, da hier ein alternativer Umgang mit Schwierigkeiten eingeübt wird und zu einer umfassenderen Neuausrichtung der Lebens eingeladen wird.

Breite Wirksamkeit achtsamkeitsbasierter Verfahren

Ein Charakteristikum achtsamkeitsbasierter Therapieverfahren scheint darin zu liegen, dass sich Effekte bei sehr heterogenen Störungsbildern zeigen. Übersichtsarbeiten zu MBSR verdeutlichen, dass sich Effekte bei sehr unterschiedlichen Problembereichen und Störungsbildern zeigen (Baer, 2003; Grossman et al., 2004). Diese reichen vom Umgang mit Stress in der Allgemeinbevölkerung bis hin zu Coping bei schweren körperlichen (z. B. Krebserkrankungen, chronische Hauterkrankungen) und psychischen Störungen. Effekte zeigen sich dabei in einem breiten Spektrum von Dimensionen angefangen von Verbesserungen der Lebensqualität, über Reduzierung von psychischen Symptomen (z. B. Angst, Depression) bis hin zu körperlichen Veränderungen (Reduzierung von Schmerz und körperlichen Behinderungen). In ihrer Metaanalyse kommen Hofmann et al. (2010) zu dem Schluss, dass achtsamkeitsbasierte Verfahren möglicherweise weniger störungsspezifische Effekte zeigen, sondern emotionale Prozesse verändern, die bei unterschiedlichen Störungsbildern relevant sind und die eher generelle Aspekte von psychischer Gesundheit betreffen. Achtsamkeitsbasierte Verfahren haben somit wahrscheinlich günstige Einflüsse auf transdiagnostische Aspekte von psychischen Störungen.

Bei der Bewertung des empirischen Standes zu achtsamkeitsbasierte Verfahren sollte allerdings eine Reihe von Limitation berücksichtigt werden, die die bisherigen Studien in diesem Bereich aufweisen. Als erstes sollte darauf verwiesen werden, dass die in den Metaanalysen berichteten Effektstärken meist im mittleren Bereich liegen. Auch wenn die Breite der berichteten Veränderungen hoch ist, sollte dies zu einer gewissen Bescheidenheit bei der Anwendung achtsamkeitsbasierte Verfahren beitragen. Auch ist die methodische Qualität der Primärstudien – gerade im Bereich von MBSR – häufig kritisch zu bewerten. So fehlen Studien mit aktiv behandelten Kontrollgruppen, die Auswirkungen paralleler Behandlungen wurden häufig nicht kontrolliert und oft fehlen Informationen zu Drop-out-Raten, der Therapeutenkompetenz und zur genauen Beschreibung der Verfahren.

Limitationen achtsamkeitsbasierter Verfahren

4.4 Varianten der Methode und Kombinationen

Die oben darstellten Methoden können zum einen, wie ursprünglich konzipiert, im Rahmen der in der Regel achtwöchigen MBSR- oder MBCT-Kurse durchgeführt werden. Im folgenden Abschnitt wird daher ein Überblick über die Sitzungsinhalte von MBCT gegeben. Darüber hinaus können einzelne der oben dargestellten Übungen auch in eine z. B. einzeltherapeutische Behandlung integriert werden. Kapitel 4.4.2 gibt Hinweise, die bei der Integration von achtsamkeitsbasierten Therapieelementen in bestehende Behandlungsprogramme berücksichtigt werden sollten.

4.4.1 Achtwöchige MBCT-Kurse

Eine Übersicht über Schwerpunktthemen und die in den einzelnen Sitzungen durchgeführten Achtsamkeitsübungen findet sich in Tabelle 1. Ausführlich und mit vielen praktischen Beispielen werden die Sitzungen im Manual von Segal et al. (2008) beschrieben. Dort finden sich auch die für die Durchführung des Kurses wichtigen Materialien.

Tabelle 1: Überblick über Schwerpunktthemen und Übungen in den MBCT-Sitzungen

Sitzung	Schwerpunktthema	Übungen
Vorgespräch	Wird mit jedem Patienten einzeln durchgeführt. Themen: Erläuterung der Hintergründe des Programms; Verpflichtung zum regelmäßigen Üben wird verdeutlich; erster Einblick in auslösende und aufrechterhaltende Faktoren der Depression; Abklärung des Vorliegens von Kontraindikationen	

Tabelle 1: Überblick über Schwerpunktthemen und Übungen in den MBCT-Sitzungen (Fortsetzung)

Sitzung	Schwerpunktthema	Übungen
1. „Der Autopilot"	Achtsamkeit beginnt damit, unsere Tendenz zu erkennen, im „Autopiloten-Modus" zu leben und mit der Entscheidung, aus diesem Modus auszusteigen und jeden Moment unseres Lebens bewusst wahrzunehmen. Anhand der Rosinenübung und des „Body-Scan" wird demonstriert, wie einfach und zugleich schwierig das ist.	– Rosinen-Übung – Body-Scan
2. Umgang mit Hindernissen	Der weitere Fokus auf den Körper macht noch mehr klar, wie stark unser Geist zum Abschweifen neigt und wie dies unsere Reaktionen auf alltägliche Ereignisse beeinflusst. Der Umgang mit Hindernissen bei der Übung von Achtsamkeit ist Schwerpunkt der zweiten Sitzung.	– Body-Scan – Kognitive Übung: Verbindung von Gedanken und Gefühlen (psychoedukativer Fokus)
3. Achtsames Atmen	Mit größerer Achtsamkeit darauf, wie stark der Geist häufig beschäftigt ist und wie er umher springt, lässt es sich durch den Fokus auf die Atmung lernen, „zentrierter" und gesammelter zu sein.	– Sitzmeditation – Yoga-Übungen – „Atemraum"
4. Im gegenwärtigen Augenblick verweilen	Der Geist wandert meist deswegen umher, weil er versucht, einige Dinge festzuhalten und andere zu vermeiden. Aversion und Anhaftung sind Schwerpunktthemen der vierten Sitzung.	– Übung zum achtsamen Hören oder Sehen – Sitzmeditation – „Atemraum" – Achtsames Gehen – Psychoedukative Elemente: Diagnostische Kriterien der Depression und Fragebogen mit automatischen Gedanken werden vorgestellt
5. Zulassen und Akzeptanz	Eine andere Haltung zu entwickeln bedeutet, alle Erfahrungen so gut es geht zuzulassen, ohne sie zu bewerten und zu versuchen sie zu verändern. Eine solche akzeptierende Haltung erlaubt es, fürsorglich mit sich umzugehen und klarer zu sehen, was, wenn überhaupt, verändert werden soll.	– Sitzmeditation – „Atemraum"

Tabelle 1: Überblick über Schwerpunktthemen und Übungen in den MBCT-Sitzungen (Fortsetzung)

Sitzung	Schwerpunktthema	Übungen
6. Gedanken sind keine Tatsachen	Negative Stimmung und damit verbundene Gedanken beschneiden unsere Fähigkeit, anders mit Erfahrungen umzugehen. Es kann befreiend sein zu erkennen, das unsere Gedanken lediglich Gedanken sind, selbst wenn sie uns sagen, dass das nicht so ist. Der Umgang mit Gedanken ist Schwerpunktthema dieser Sitzung.	– Sitzmeditation – „Atemraum" – Übung zu Stimmungen, Gedanken und alternativen Sichtweisen
7. Wie kann ich am besten für mich selber Sorge tragen?	Erarbeitung von Möglichkeiten mit dem Rückfallrisiko umzugehen. Es werden Möglichkeiten erarbeitet, aus einer achtsamen Haltung heraus auf der Verhaltensebene zu reagieren.	– Sitzmeditation – Übung zur Erforschung des Zusammenhangs von Aktivität und Stimmung – Liste von vergnüglichen und bewältigenden Aktivitäten – Erkennen von Warnsignalen für Rückfälle
8. Das Gelernte anwenden um mit Gefühlen in der Zukunft besser umgehen zu können	Mit Achtsamkeit lässt sich eine Balance im Leben besser realisieren. Gute Vorsätze sollten mit positiven Gründen verbunden werden, warum man auf sich achten sollte. Ein Rückblick auf die Erfahrungen während des Programms und die Übung von Achtsamkeit auch nach dem Ende des Kurses sind Schwerpunktthemen dieser letzten Sitzung.	– Body-Scan – Übung zu Rückblick und „Gutem Grund" – Abschlussritual

Wichtige Aspekte bei der Durchführung

Besonders relevant für die Durchführung der Kurse erscheinen uns folgende Punkte. Zum einen ist es wichtig, in einem Vorgespräch, das mit jedem Teilnehmer einzeln durchgeführt werden sollte, ausführlich über das Programm und die mit der Teilnahme verbundene Verpflichtung zum Üben (Motto: „Sie müssen die Übungen nicht mögen; Sie sollten sie aber an sechs von sieben Tagen 45 Minuten praktizieren") zu informieren. Das, was für alle Therapien gilt, gilt ganz besonders für die Teilnahme an achtsamkeitsbasierter Therapie – diese sollten nur absolut freiwillig, ohne Druck und nach einer informierten Entscheidung erfolgen.

Darüber hinaus ist es für die Durchführung von MBCT wichtig, dass sich der Therapeut des inneren Aufbaus des Kurses bewusst ist. So steht in der ersten Hälfte des Programms vor allem das Erlernen der Aufmerksamkeitslenkung in den Sitzungen und im Alltag im Vordergrund. Dabei werden in Übungen wie dem Body-Scan vor allem das Zurückkommen mit der Aufmerksamkeit zum Hier-und-Jetzt Erleben geübt. In der zweiten Hälfte des Programms (5. bis 8. Sitzung) steht dann der Umgang mit derzeitigen und zukünftigen Stimmungsschwankungen auf der Basis der Achtsamkeit im Vordergrund. Hier soll dann auch in den formellen Achtsamkeitsübungen besonders der achtsame Umgang mit schwierigen Zuständen erfahren werden, indem diese gezielt in Übungen einbezogen werden (siehe Kapitel 4.2.1.3).

Insgesamt kann es für Kursleiter wie Kursteilnehmer sehr hilfreich sein, der Empfehlung, ihre Erwartungen (auch die Erwartungen die sich auf das Programm beziehen) so gut es geht loszulassen und darauf zu vertrauen, dass sich wichtige Veränderungen durch die Achtsamkeitspraxis ergeben werden. Im Vorgespräch werden beispielsweise mit den Teilnehmern die Ziele, die sie für das Programm haben, erarbeitet. Gleichzeitig werden sie aber gebeten, diese Ziele für die Dauer des Programms loszulassen.

4.4.2 Einsatz von Achtsamkeit in der Psychotherapie außerhalb standardisierter Programme wie MBCT oder MBSR

Achtsamkeitselemente und -übungen außerhalb standardisierter Programme

Eine Frage, die sich in der psychotherapeutischen Praxis häufig stellt ist, inwiefern es sinnvoll und möglich ist, Achtsamkeitselemente bzw. Achtsamkeitsübungen in anderen Settings, insbesondere außerhalb der empirisch gut evaluierten Gruppenprogramme wie MBCT und MBSR einzusetzen. In diesem Bereich – sowohl was den Einsatz im Einzelsetting angeht als auch was die Anwendung bei Störungen angeht, für die bisher keine hinreichenden Wirksamkeitsnachweise vorliegen – ist aus unserer Sicht eine besondere Vorsicht geboten. Diese Vorsicht bezieht sich sowohl auf die Motivation zum Einsatz dieser Verfahren (weshalb denke ich als Behandler jetzt, dass das für den Patienten sinnvoll ist) als auch auf die konkrete Durchführung. So besteht sicherlich zum einen die Gefahr, dass der Behandler vorschnell eigene Erfahrungen mit der Achtsamkeitspraxis auf ihre Patienten übertragen („Was mir gut tut, muss auch all meinen Patienten gut tun"; „Was ich als schwierig erlebt habe, ist sicherlich auch nichts für meine Patienten"). Zum anderen erscheint es uns wichtig, Besonderheiten des Einzelsettings und der Störung des Patienten zu berücksichtigen. Achtsamkeit sollte hier nicht undifferenziert in die Behandlung integriert werden – etwa unter dem Motto „Achtsamkeitsübungen sind für alle Patienten unter allen Rahmenbedingungen sinnvoll". Im Folgenden werden wir nun Vorschläge für eine Integration von Achtsamkeit in solche Bereiche machen. Dabei ist uns bewusst, dass wir beim derzeitigen Stand der Forschung lediglich vorläufige Empfehlungen machen können.

4.4.2.1 *Einsatz von MBCT zur Rückfallprävention bei Depression im Einzelsetting*

MBCT im Einzelsetting

Obwohl die empirischen Studien bisher ausschließlich MBCT in Gruppen untersuchten (Teasdale et al., 2000; Ma & Teasdale, 2004: Kuyken et al., 2008) ist es in einzelnen Situationen sinnvoll, die wesentlichen Inhalte des MBCT-Programms im Einzelsetting zu vermitteln. Zum Beispiel könnte es je nach Setting schwierig sein, eine hinreichende Anzahl von Patienten zu erreichen, die zu einem festen Zeitpunkt am MBCT-Programm teilnehmen können. Die Umsetzung im Einzelsetting erfordert eine Reihe von Modifikationen: Es dürfte vom Zeitumfang her kaum möglich sein, die Gruppensitzungen von je 2 bzw. 2½ Stunden einfach auf das Einzelsetting zu übertragen. Uns erscheinen unterschiedliche Varianten der Integration möglich: Die „niederschwelligste" Möglichkeit besteht darin, den Patienten die Empfehlung zu geben, anhand des MBCT-Selbsthilfebuches von Williams, Teasdale, Segal und Kabat-Zinn (2009), das eine Anleitung für die Durchführung der Achtsamkeitspraxis enthält, das Programm selbstständig zu Hause durchzuführen. In der Einzeltherapie kann dann entweder kurz auf die Übungserfahrungen und die Integration in den Alltag eingegangen werden oder Übungserfahrungen und Integration in den Alltag können *vertieft* in der Sitzung behandelt werden. Im letzten Fall wäre also die Begleitung des Patienten bei der Umsetzung von MBCT Schwerpunkt der Therapiesitzungen.

Eine weitere Möglichkeit besteht darin, dass der Therapeut selbst für eine 8-wöchige Therapiephase die Einzelsitzungen anhand des MBCT-Manuals (Segal et al., 2008) gestaltet. Hier ergeben sich unterschiedliche Möglichkeiten, das Vorgehen an das Einzelsetting anzupassen. Zum einen können die einzelnen Sitzungsthemen (vgl. Tabelle 1) besprochen werden, ohne dass die Übungen selbst in der Sitzung durchgeführt werden. Diese werden anhand der Übungsanleitungen auf den CDs eigenständig vom Patienten zu Hause geübt. Die Erfahrung beim Üben und mit der Integration von Achtsamkeit in den Alltag können dann mit dem Therapeuten in der nachfolgenden Sitzung besprochen werden. Eine weitere Möglichkeit besteht darin, neben der Besprechung der Sitzungsthemen, einzelne Übungen exakt wie in der Gruppe durchzuführen (z. B. in der ersten Sitzung die Rosinenübung), andere jedoch zu modifizieren (z. B. eine verkürzte Version des Body-Scan, die ca. 15 Minuten statt 45 Minuten dauert). Die Langversionen der Übungen werden dann vom Patienten zu Hause anhand der CDs geübt. Darüber hinaus besteht die Möglichkeit, nur einzelne Übungen in Langversion während der Sitzung durchzuführen, andere Übungen aber wegzulassen (z. B. nur Sitzmeditation, aber kein „Body-Scan"). In jedem Fall ist es natürlich wichtig, die Erfahrungen während des Übens zu Hause und bei der Integration in den Alltag ausführlich mit dem Patienten zu besprechen.

Ein wesentlicher Unterschied gegenüber dem Gruppensetting dürfte darin bestehen, dass das Besprechen der einzelnen Achtsamkeitsübungen im Einzelsetting weniger reichhaltig ausfallen dürfte als in der Gruppe. Sicherlich ist es deswegen möglich, dass der Therapeut auch von den Erfahrungen anderer Patienten berichtet, etwa um Schwierigkeiten bei den Übungen zu normalisieren („Ich kenne das von vielen Teilnehmern, dass sie über Unruhe und Gedankenwandern berichten. Wenn Sie solche Erfahrungen machen, bedeutet das nicht, dass Sie etwas falsch machen oder das die Übung nicht klappt") oder um zu verdeutlichen, dass es ein großes Spektrum von Erfahrungen beim Üben von Achtsamkeit gibt. Solche Erfahrungsberichte über andere Patienten sollten allerdings eher dosiert eingesetzt werden, im Mittelpunkt steht im Einzelsetting wie in der Gruppe das „Enquiry" (siehe Kapitel 4.2.1), bei dem der Therapeut den Patienten immer wieder zu den Hier-und-Jetzt-Erfahrungen während des Übens zurückführt. Dabei wird zuerst herausgearbeitet, was der bzw. die Teilnehmer während der Übung ganz konkret bemerkt haben. Danach werden die Beobachtungen dahingehend diskutiert, was dabei entdeckt wurde und in einem weiteren Schritt mit den Zielen der Behandlung in Bezug gesetzt (z. B. Gedanken als Gedanken erkennen, Verbesserung der Fähigkeit, frühzeitig Aufschaukelungsprozesse wahrzunehmen).

Ein Vorteil des Einzelsettings kann dabei darin bestehen, dass Übungserfahrungen und Schwierigkeiten ausführlich und für manche Patienten angstfreier besprochen werden können als in der Gruppe. Trotzdem erscheint es uns wichtig, dabei nicht in einen aktiv problemlösungsorientierten „Therapiemodus" umzusteigen, sondern vielmehr die Erfahrungen des Patienten – auch seine Schwierigkeiten und Probleme – eher achtsam „zu halten" und mit Respekt und Mitgefühl erst einmal „da sein" zu lassen. Aus diesem Grund erscheint es uns auch wichtig, die Phase, in der MBCT in den Therapieablauf integriert wird, deutlich zu markieren und den Patienten vorab auf mögliche Unterschiede in der therapeutischen Haltung (z. B. zwischen klassischer kognitiver Therapie und Achtsamkeit) hinzuweisen.

Spezifische Probleme von MBCT im Einzelsetting

Darüber hinaus können sich im Einzelsetting weitere spezifische Probleme ergeben. So kann etwa die Durchführung des Body-Scan (liegend) problematisch sein, insbesondere wenn es sich um einen männlichen Therapeuten und eine Klientin oder vice versa handelt. Hier kann es sinnvoll sein, die Übung im Sitzen statt im Liegen durchzuführen. Darüber hinaus kann sich bei einzelnen Patienten im Einzelsetting auch ein Erwartungsdruck aufbauen, dass über Übungserfahrungen unbedingt ausführlich gesprochen werden *muss*. Hier erscheint es – wie in der Gruppe – wichtig, den Patienten bei der Einführung von MBCT die Erlaubnis zu geben, so viel aber auch so wenig über ihre Erfahrungen sprechen zu dürfen, wie sie es für passend halten.

Eine weitere Möglichkeit, MBCT oder MBSR in die Behandlung zu integrieren besteht letztlich natürlich auch darin, Patienten gezielt an erfahrene Kursleiter zu verweisen, die dann eine Achtsamkeitsgruppe leiten. So kann MBSR oder MBCT entweder parallel zu Einzeltherapie oder nach der Einzeltherapie durchgeführt werden. Es gibt erste empirische Hinweise, dass sich die parallele Durchführung von Achtsamkeitsgruppen günstig auf den Behandlungserfolg auswirkt (Weiss, Nordlie & Siegel, 2005). Adressen von erfahrenen Kursleitern finden sich im Internet (http://www.mbsr-verband.org). Diese Möglichkeit erscheint vor allem dann sinnvoll, wenn der Therapeut, der die Einzeltherapie durchführt, selbst nur einen eingeschränkten Erfahrungshintergrund im Bereich Achtsamkeit besitzt.

4.4.2.2 Einsatz von MBCT im Gruppensetting für andere Störungsbilder

Eine weitere Modifikation des Vorgehens besteht darin, das komplette MBCT-Programm für Patienten mit anderen Störungen als rezidivierender Depression einzusetzen. In den letzten Jahren wurden vermehrt Studien durchgeführt, die andere Patientengruppen untersuchten: im Bereich affektiver Störungen betrifft dies etwa den Einsatz von MBCT bei chronischer und therapieresistenter Depression (Barnhofer et al., 2009; Eisendrath et al, 2008; Kenny & Williams, 2007) und bei bipolaren Störungen (Williams et al., 2008). In diesem Fall kann das MBCT-Programm weitgehend ohne Modifikationen durchgeführt werden, auch wenn die Anleiter ein besonderes Augenmerk auf kritische Verläufe bei Patienten haben sollten (etwa Suizidalität bei akuter Depression).

Einsatz von MBCT bei anderen Störungsbildern

In anderen Studien wurde MBCT bei Störungsbildern außerhalb des affektiven Spektrums untersucht. Um ein solches Unterfangen sinnvoll und vertretbar erscheinen zu lassen, sollten aus unserer Sicht einige Aspekte berücksichtigt werden: Zunächst bietet sich die Entwicklung solcher Interventionen vor allem für Problembereiche an, die aktuell nur unzureichend durch evidenzbasierte Verfahren behandelt werden können (z. B. erscheint es angesichts der hohen Erfolgsraten der Behandlung spezifischer Phobien in der Regel wenig sinnvoll, achtsamkeitsbasierte Therapie für solche Patienten anwenden zu wollen). Beispielsweise sei der Bereich der Schlafstörungen genannt, bei dem auch nach einer erfolgreichen z. B. kognitiv-behavioralen Behandlung häufig diskrete Beeinträchtigungen persistieren. Im Einzelfall kann es sinnvoll sein, nach einer evidenzbasierten Behandlung, die nicht den erwünschten Erfolg gebracht hat, MBCT einzusetzen. In jedem Fall setzt der Einsatz achtsamkeitsbasierter Verfahren voraus, dass die verfügbare Störungstheorie ein plausibles Rational für die mögliche Wirksamkeit von Achtsamkeit bietet.

Heidenreich et al. (2006) untersuchten in diesem Sinne die Wirkung von Achtsamkeit bei Patienten mit chronischen therapierefraktären Schlafstörungen. Obwohl die Struktur des 8-Wochen-Programm weitgehend beibehalten wurde (identische Übungen, Hausaufgaben etc.) wurden andere störungsspezifische Inhalte deutlich modifiziert: Die psychoedukativen Elemente im zweiten Teil des MBCT-Programms wurden durch psychoedukative Inhalte, die sich spezifisch auf Insomnien bezogen, ersetzt (z. B. die Bedeutung von Teufelskreisen in der Aufrechterhaltung von Schlafstörungen). Analog entwickelten Carson, Carson, Gil und Baucom (2004) mit ihrem Programm zu „Mindfulness-based Relationship Enhancement" einen Ansatz, der Achtsamkeitselemente im Sinne von MBSR mit spezifischen auf die Beziehung fokussierten Elementen ergänzt. Hier wurde mit Paaren gearbeitet, die keine schwerwiegenden Beziehungsprobleme hatten, aber ihre Partnerschaft verbessern wollten.

In einer weiteren Pilotstudie führten Chadwick, Newman Taylor und Abba (2005) Achtsamkeitsübungen mit 10 Patienten durch, die mindestens zwei Jahre unter belastendem psychotischem Erleben litten. Die Achtsamkeitsübungen wurden in Gruppen durchgeführt. Allerdings wurde das Programm im Vergleich mit MBCT oder MBSR deutlich verändert. So wurde nur eine Achtsamkeitsübung durchgeführt (Achtsame Beobachtung des Atems) und diese wurde kürzer geübt (2-mal 10 Minuten pro Sitzung; unterbrochen durch eine Unterrichtspause). Zur eigenständigen Praxis von Achtsamkeitsübungen zwischen den Sitzungen wurde ermutigt, das Üben aber nicht als verbindliche Hausaufgabe eingeführt. Das Programm wurde insgesamt verkürzt (6-mal 90 Minuten, inklusive 15 Minuten Pause) und es wurde besonders auf die Beziehung zu den Patienten geachtet. Die Sitzungen fingen mit der Besprechung von Erfahrungen seit der letzten Sitzung an und erst danach wurden die Achtsamkeitsübungen durchgeführt.

Achtsamkeit bei psychotischem Erleben

Es zeigte sich insgesamt eine signifikante Verbesserung des Funktionsniveaus der Patienten. Darüber hinaus zeigte sich in einer Nachbefragung, dass die Achtsamkeitsübungen von den Patienten als wichtiger eingeschätzt wurden als die allgemeinen therapeutischen Wirkfaktoren.

4.4.2.3 Einsatz von Achtsamkeit bei anderen Störungen im Einzelsetting

Besondere Vorsicht ist unserer Meinung nach dann angebracht, wenn Achtsamkeit im Einzelsetting bei Störungen eingesetzt werden soll, für die bisher keine ausreichenden Wirksamkeitsnachweise vorliegen. Die flexible Handhabung dieser Situation setzt aus unserer Sicht sehr viel Erfahrung sowohl mit dem jeweiligen Störungsbild und seiner Behandlung als auch mit Achtsamkeit voraus. Der Grund dafür ist, dass ein nicht sachgerechter Umgang mit Achtsamkeit zu sowohl für den Therapeuten als auch den Patienten schwer zu bewältigbaren Situationen führen kann, etwa wenn Reaktionen auf Seiten des Patienten bedrohlich oder schwer einschätzbar sind (z. B. Flashbacks im Rahmen einer Posttraumatischen Belastungsstörung oder dissoziative Phänomene). Die Anwendung von Achtsamkeit in solchen Situationen erfordert in jedem Fall eine sehr sorgfältige individuelle Fallkonzeption (vgl. Schulte, 1996; Kuyken et al., 2009). Aus dieser sollte hervorgehen, dass der Aufrechterhaltung der Störung mit hoher Wahrscheinlichkeit ein Prozess zugrunde liegt, der durch Achtsamkeit günstig beeinflusst werden kann. Wie weiter oben dargestellt, sehen wir eine Indikation vor allem dann gegeben, wenn Patienten unter ungünstigen und sich wiederholenden Gedanken wie Sorgen oder Grübeln leiden. Hier können dann einzelne Achtsamkeitsübungen oder ein achtwöchiges, spezifisch auf die Problematik des Patienten zugeschnittenes, Programm durchgeführt werden.

Weitere Beispiele für den Einsatz von Achtsamkeit

An dieser Stelle sollen nun einige Beispiele genannt werden, die den kreativen und verantwortungsvollen Einsatz von Achtsamkeit in solchen Situationen illustrieren: Singh et al. (2007) etwa setzten ein modifiziertes Achtsamkeitstraining („Meditation on the Soles of the Feet") ein, um drei Männern mit schweren psychischen Störungen (z. B. schizoaffektive Störung) eine verbesserte Ärgerbewältigung zu ermöglichen. Sie übten bei diesen Patienten, die Aufmerksamkeit von der Ärgersituation abzuziehen und auf einen neutralen Punkt ihres Körpers – ihre Fußsohlen – zu richten. In Einzelfallanalysen zeigte sich, dass sowohl verbale als auch körperliche Gewalt im Laufe der Behandlung bedeutsam abnahmen und die Patienten in ihren Wohnumgebungen bleiben konnten. In einer weiteren Studie setzten Singh et al. (2008) ein achtsamkeitsbasiertes Gesundheitsprogramm bei einem Jugendlichen mit Prader-Willi-Syndrom ein. Dieses Syndrom geht mit einer verstärkten Essneigung einher, die auf einer defizienten Wahrnehmung von Sättigung beruht. In ihrer Studie zeigte sich, dass sowohl Sport als auch gesündere Ernährung zu einer Gewichtsreduktion führte, dass diese aber durch zusätzliche Achtsamkeit noch weiter verbessert wurden.

4.5 Umgang mit Schwierigkeiten

Umgang mit Schwierigkeiten während der Übungen

Die Übung der Achtsamkeit ist ein anspruchsvolles Unterfangen. Dies gilt zum einen für den Umgang mit Schwierigkeiten während der Übungen und im Alltag, das gilt aber auch für den Raum, den die Patienten in ihrem Alltag für die Achtsamkeitsübungen schaffen müssen (45 Minuten Übung an sechs Tagen der Woche). In der ersten Woche des Kurses ist das Üben der Achtsamkeit häufig verbunden mit der Herausforderung, sich die Zeit für die formalen Übungen im Alltag einzuräumen. Die Teilnehmer müssen sich damit auseinandersetzen, wie sie ihr Leben umgestalten können und auf was sie gegebenenfalls verzichten möchten, damit sie dies realisieren können. Dies ruft nicht selten das Thema hoch: Wie sorge ich für mich? Wie habe ich mein Leben gestaltet? Welche Prioritäten möchte ich setzen? Bei Schwierigkeiten den Raum für die Übungen zu schaffen, sollten solche Themen in der Gruppe diskutiert werden. Es sollte auch verdeutlicht werden, dass die Übungen regelmäßig zu machen ein erster Schritt in Richtung Selbstsorge und Heilung darstellt.

Der Umgang mit Hindernissen ist zwar explizit Thema der zweiten Stunde des MBCT-Kurses, zieht sich aber letztlich durch den gesamten Kurs, denn es kann auf verschiedenen Ebenen der Übungspraxis immer wieder schwierig werden und Widerstand aufkommen. Wie wir mit Hindernissen umgehen, hängt auch davon ab, wie fortgeschritten wir mit der Übungspraxis sind. Einem Anfänger wird man beispielsweise in Bezug auf den Umgang mit Schmerz vielleicht etwas anderes empfehlen als jemandem, der schon seit Jahren Achtsamkeit übt (s. u.).

Umgang mit Hindernissen bei Achtsamkeitsübungen

Von Patienten werden vor allem vier Arten von Hindernissen im Zusammenhang mit Achtsamkeitsübungen berichtet: (1) Eine Haltung gegenüber der Übung, die durch die Frage „Mache ich es auch richtig?" gekennzeichnet ist, (2) körperlich schmerzhafte und unangenehme Empfindungen (z. B. Spannungen und Verkrampfungen), (3) die Überzeugung, dass innere oder äußere Rahmenbedingungen für die Übung nicht günstig sind (z. B. zu wenig Zeit, zu viele Ablenkungen, zu viel innere Unruhe) und (4) Gedankenwandern.

Im Mittelpunkt der Auswertung und Rückmeldung nach den Übungen stehen dabei in der Regel nicht so sehr ganz konkrete Handlungsanweisungen, sondern die Vermittlung einer Haltung gegenüber diesen Hindernissen, die zum einen durch Akzeptanz gekennzeichnet ist und die gleichzeitig die Bereitschaft fördert, sich trotz der Hindernisse nicht vom Üben abhalten zu lassen. Diese Haltung lässt sich kurz in der Aussage zusammenfassen: „Du musst es nicht mögen, du musst es nur tun!" Man könnte dabei sagen, dass aus einer Achtsamkeitsperspektive ein Hindernis willkommen ist, weil es die Möglichkeit bietet, zu lernen, wie man damit umgeht. Dabei wird dann bei der Besprechung in der Gruppe zu verdeutlichen versucht, dass das, was uns als Hindernis erscheint, häufig ein konditioniertes Verhaltens- und Erlebensmuster ist, welches uns in „schlechten Zeiten" erneut in einen depressiven Aufschaukelungsprozess bringen kann (z. B. Ich habe keine Zeit zu üben – bei mir klappt das sowieso nicht, ich habe es ja gleich gewusst – wenn es doch nur anders wäre, warum musste es mir auch letzte Woche so schlecht gehen – ich bin ein Versager …). Die Herausforderung der Achtsamkeitspraxis ist es, so gut es geht, zu üben, Hindernisse als Chance wahrzunehmen und nicht als etwas, was nicht sein sollte oder vermieden werden muss. Im Manual von Segal et al. (2008) finden sich unterschiedliche Hinweise zum Umgang mit solchen Schwierigkeiten und Barrieren. Im Folgenden wollen wir auf die wichtigsten Punkte eingehen:

- *„Mache ich es auch richtig?“:* Tauchen solche Gedanken und damit verbundene Gefühle auf (z.B. Ängstlichkeit, Resignation), so sollen sie achtsam wahrgenommen und dann, so gut es geht, losgelassen werden. Danach wird wieder Kontakt mit der eigentlichen Übung aufgenommen (z.B. die Aufmerksamkeit wird wieder sanft zu dem Körperteil im Body-Scan zurückgeholt, der gerade im Fokus der Aufmerksamkeit steht). Dieser Umgang mit Gedanken ist natürlich herausfordernd. Was durch dieses Loslassen und Zurückkehren geübt werden soll ist die Fähigkeit zur Konzentration auf ein bestimmtes Objekt – z.B. im Fall des Body-Scan auf bestimmte Körperteile. Da die Konzentrationsfähigkeit eine der ersten Fähigkeiten sein kann, die im depressiven Erleben verloren geht, ist es sehr wichtig, sie zu stärken und intentional zu üben, die Aufmerksamkeit bewusst zu lenken. Wenn ein Gedanke auftaucht wie *„Mache ich das richtig?“,* dann hat er das Potenzial, einen depressiven Grübelkreislauf in Gang zu setzen, wenn wir ihm nicht auf eine bewusste Art begegnen. Und genau dies ermöglicht uns die o.g. Übung: Wir nehmen den Gedanken als solchen wahr, folgen aber nicht seinem Inhalt, sondern bleiben bei der Übung des Body-Scan und kehren somit zur körperlichen Erfahrung des gegenwärtigen Augenblicks zurück. Wenn dies immer wieder geübt wird, wird es verinnerlicht und automatisiert und steht dem Patienten dann auch in „depressiven Zeiten“ eher zur Verfügung. Diese Zusammenhänge können in der zweiten Stunde vom Kursleiter erklärt werden, wenn solch ein Hindernis aufgetaucht ist und schon ist man beim „Kern der Achtsamkeitspraxis“.

Problem: „Mache ich es auch richtig?“

- *Schmerzhafte Empfindungen:* Auch hier werden die Teilnehmer eingeladen, solchen Empfindungen möglichst mit einer offenen und durch Interesse gekennzeichneten Haltung zu begegnen. Verbinden sich mit den Empfindungen Gedankenketten („Es ist wirklich unangenehm. Warum muss ich so angespannt sein? Warum kann ich nicht mal eine Sache richtig machen?“), sollen diese wiederum achtsam wahrgenommen und losgelassen werden und der Übende wird dazu ermuntert, die sensorische Qualität der Empfindung mit einer mitfühlenden Haltung genau wahrzunehmen. Dabei kommt es natürlich auf den Grad des Schmerzes an. Wenn der Schmerz sehr groß ist, kann dieses Vorgehen nicht so einfach oder gar unmöglich sein. In einer solchen Situation kann es hilfreich sein, zunächst einmal ganz bewusst wahrzunehmen, wie stark ablenkend die Qualität einer schmerzhaften Empfindung sein kann: sie zieht nahezu die gesamte Aufmerksamkeit in ihren Bann. In der ersten Phase des MBCT-Kurses wird man versuchen, so bald wie möglich wieder zurück zu kehren zum Fokus der Aufmerksamkeit – also zum Beispiel zum Atem oder zum Körper. Im weiteren Verlauf des Kurses geht es dann aber auch darum, sich dieser schmerzhaften Erfahrung mit einer Haltung der Akzeptanz zuzuwenden, um sie bewusst wahrzunehmen und nicht in den Autopiloten einer gewohnheitsmäßigen Vermeidungsreaktion zu verfallen und sie zu bekämpfen. Man kann sie erforschen

Problem: Schmerz

und z. B. herausfinden, welche Gedanken(ketten) mit diesem Schmerz verbunden sind. Oder man kann sich bewusst (und nicht halbbewusst/automatisiert) zu einer Änderung der Haltung entscheiden, z. B. die Sitzposition zu verändern. Aber bei diesem Vorgehen ist der Schmerz dann keine „Störung der Meditation“, sondern Teil der Achtsamkeitspraxis.
Wie wir mit Hindernissen beim Üben umgehen, hängt also auch davon ab, wie oben schon dargestellt, wie fortgeschritten wir in der Achtsamkeitspraxis sind. In jedem Fall ist die Haltung eher eine der Akzeptanz und neugierigen Freundlichkeit als eine des Kampfes und der Ablehnung.

- *Die Rahmenbedingungen sind nicht richtig:* Viele Teilnehmer denken, dass erst bestimmte Bedingungen erfüllt sein müssen, damit sie die Übungen mit Gewinn praktizieren können. Dazu gehören äußere (Ruhe, Störungsfreiheit, Zeit) wie innere (innere Ruhe, Entspanntheit) Bedingungen. Auch wenn es natürlich wichtig sein kann, für günstige äußere Rahmenbedingungen bei der Übung zu sorgen, wird es sicherlich niemals optimale Bedingungen geben, häufig noch nicht einmal besonders günstige. Auch hier werden die Teilnehmer dazu eingeladen, diese scheinbar ungünstigen Bedingungen mit in die Übung einzubeziehen und sich dadurch nicht vom Üben abhalten zu lassen. Es geht dabei nicht darum, auf Störungen nicht negativ zu reagieren, sondern vielmehr darum, solche Reaktionen zu beobachten, sie achtsam wahrzunehmen und sich so gut es geht nicht in sie zu verstricken. Dabei kann auch der Umgang mit Störungsquellen während der Sitzungen (z. B. Telefonklingen vor dem Übungsraum) genutzt werden, um diese Haltung zu verdeutlichen.

Problem: Rahmenbedingungen

- *Gedankenwandern:* Ein häufiges und auch bei erfahrenen Übenden immer wieder auftretendes Phänomen ist das Abschweifen der Gedanken. Wird dieses mit der Bewertung „Das ist ein Fehler, der korrigiert werden muss“ versehen, so findet man sich schnell in einer Abwärtsspirale von Selbstabwertung und negativen Gefühlen. Da es aber die Natur von Gedanken ist, zu schweifen, lassen sie sich nicht einfach stoppen. Der entscheidende Punkt ist also nicht, die Gedanken auszuschalten, sondern eine andere Haltung ihnen gegenüber zu entwickeln: sie als das zu sehen, was sie wirklich sind – Gedankenströme, Ereignisse im Geist – und sich nicht in ihnen zu verlieren. Auch an diesem Punkt wird klar, dass die Hindernisse, die auftauchen (z. B. wandernde Gedanken), eigentlich keine sind, sondern die beste Gelegenheit zu üben, da sie uns direkt zum Kern der Sache bringen.

Problem: Gedankenwandern

- *Ängste vor Kontrollverlust:* Ein weiteres Problem, das auftreten kann, ist, dass bei Patienten während der Übung Ängste vor Kontrollverlust auftreten können. Gerade in der Anfangsphase des Übungsprozesses, wenn die Aufmerksamkeit nach innen gelenkt wird, und man mehr in Kontakt mit sich kommt, können bei Teilnehmern z. B. Befürchtungen

Problem: Angst vor Kontrollverlust während der Übung

auftauchen, von Gefühlen wie Trauer oder Angst überwältigt zu werden oder Ängste vor zu starker innerer Unruhe. Hier sollte genau herausgearbeitet werden, was genau die Befürchtungen sind, wie sie die Teilnehmer vom Üben abhalten und wie sie beim nächsten Mal damit umgehen können. So kann beispielsweise eine Umgangsweise mit den Befürchtungen darin bestehen, beim Üben einmal mit einer möglichst offenen innere Haltung darauf zu achten, ob sich die Ängste tatsächlich bewahrheiten. Häufig ist das nicht der Fall – ganz nach Mark Twain, der am Ende seines Lebens einmal sagte: „Ich hatte unendlich viele Probleme in meinem Leben, die meisten davon haben nicht stattgefunden". Wichtig ist dabei wiederum, dass die Patienten ihre habituellen Denk- und Verhaltensmuster erkennen und sich dann selbstverantwortlich entscheiden, wie sie damit umgehen wollen.

Insgesamt sollte beim Umgang mit Schwierigkeiten eine balancierte Haltung bei der Umsetzung der Übungsanforderungen eingenommen werden. Auf der einen Seite sollte die Wichtigkeit und der Sinn der Übungsanforderungen betont werden. Auf der anderen Seite sollte aber auch individuell mit den Patienten geprüft werden, welche Art der Umsetzung in der jeweiligen Situation möglich ist. Ein konkretes Beispiel mag diesen „Balanceakt" verdeutlichen:

Beispiel

Eine Patientin, die in der Vergangenheit sexuell missbraucht wurde, konnte sich am Anfang des Kurses nicht auf die Übung des Body-Scan einlassen, da das In-Kontakt-treten mit dem Körper bei ihr sofort traumatische Erinnerungen getriggert hat. Zwar wurde von der Therapeutin in dieser Situation die Wichtigkeit der Übung betont – gleichzeitig war die Haltung gegenüber der Patientin aber auch dadurch geprägt, dass sie selber für sich einen Weg finden sollte, wie sie sich der Übung annähern kann. Die Patientin entschied sich daraufhin, die Übung erst einmal nicht durchzuführen, sondern zu Hause die Instruktionen nur vom Band zu hören. Im Laufe des Kurses konnte sie sich dann aber auch Stück für Stück darauf einlassen, in die Übung des Body-Scan selbst einzusteigen. Am Ende des Kurses ließ sie zwar immer noch bestimmte Körperteile bewusst aus, konnte den Body-Scan aber größtenteils durchführen und erlebte sogar erstmals seit langer Zeit wieder positive Empfindungen in Bezug auf ihren Körper. Dies hat sie nach eigenen Angaben sehr froh gemacht und insgesamt machte sie die für sie wichtige Erfahrung der Selbstbestimmung und Selbstwirksamkeit.

Auch der Umgang mit positiven Erlebnissen (z. B. Zustände der Entspannung und des inneren Friedens), kann schwierig sein, wenn diese von den

Teilnehmern als eigentliches Ziel der Übung missverstanden werden. Denken die Übenden in einer solchen Situation, dass sie das Ziel der Übung erreicht haben und versuchen sie, solche Zustände festzuhalten, kann der eigentliche tiefere Sinn der Übung, allen Zuständen und Phänomenen mit Achtsamkeit und Offenheit zu begegnen, aus den Augen verloren werden. Auch in diesem Fall werden die angenehmen Empfindungen und Erlebnisse willkommen geheißen, gleichzeitig aber auch in einen größeren Zusammenhang gestellt, etwa indem darauf hingewiesen wird, dass der Sinn der Übung in der Kultivierung von Achtsamkeit besteht und dazu auch ein gelassener und „loslassender" Umgang mit positiven Erfahrungen gehört.

Motivationale Probleme

Ein Problem, das gerade im Rahmen der strukturierten Gruppenprogramme eher selten auftaucht (siehe Hülsebusch & Michalak, 2010), ist, dass die Patienten die Lust und Motivation zum Üben verlieren. Unterschiedliche Faktoren in der Gestaltung der Kurse tragen hierzu bei: der meist hohe Leidensdruck (gerade bei MBCT-Patienten), der explizite Verweis auf die Übungsanforderungen im Erstgespräch, die Aufforderung an die Patienten sich nach dem Erstgespräch (auf der Grundlage dieser Informationen zu den Übungsanforderungen) bewusst für oder gegen eine Gruppenteilnahme zu entscheiden und der Verweis auf die Notwendigkeit des Übens auch während der Sitzungen. Dies alles führt in der Regel dazu, dass viele Patienten sich längerfristig auf die Übungen einlassen können, besonders dann, wenn sie nach den anfänglichen Schwierigkeiten merken, dass ihnen die Übungen gut tun. Natürlich können äußere Rahmenbedingungen (z. B. Settings mit hochgradig komorbiden Patienten, hoch ausgeprägte Hilflosigkeit des Patienten, ein Team, dass die Übungen von Achtsamkeit nicht tatkräftig mitträgt) die Wahrscheinlichkeit zum Teil deutlich erhöhen, dass es zu Motivationsproblemen kommt. Daher erscheint es uns wichtig, dass Patienten nur dann an Achtsamkeitsübungen und -gruppen teilnehmen, wenn sie in einem Vorgespräch über die Übungsanforderungen aufgeklärt wurden und auf dieser Grundlage eine bewusste und freiwillige Entscheidung für die Teilnahme getroffen haben. Außerdem erscheint es uns wichtig, dass das Gesamtbehandlungskonzept (z. B. im stationären Bereich) in sich stimmig ist und auf die achtsamkeitsbasierten Therapieelemente abgestimmt ist.

Treten trotzdem motivationale Probleme auf, sollte mit den Patienten achtsam herausgearbeitet werden, was es genau heißt: „Ich habe die Lust verloren". So sollte versucht werden zu klären, was kurz bevor er die Lust verloren hat, passiert ist und was er genau erlebt hat, sodass er sich letztendlich entschieden hat: Ich höre mit dem Üben auf. Hier können dann wiederum Parallelen zu generelleren habituellen Tendenz im Umgang mit Schwierigkeiten herausgearbeitet werden. Letztendlich kann aber niemand zum Üben gezwungen werden und es ist die Entscheidung des Patienten, wie er sich weiter auf die Übung einlassen oder nicht einlassen möchte. Auch in diesem Sinne hat achtsamkeitsbasierte Therapie natürlich – wie alle anderen Therapieformen – ihre Grenzen und diese Grenzen müssen respektiert werden.

5 Weiterführende Literatur

Heidenreich, T. & Michalak, J. (Hrsg.). (2009). *Achtsamkeit und Akzeptanz in der Psychotherapie.* Tübingen: DGVT.

Kabat-Zinn, J. (2006). *Gesund durch Meditation.* Frankfurt a. M.: Fischer.

Segal, Z. V., Williams, J. M. G. & Teasdale, J. D. (2008). *Die Achtsamkeitsbasierte Kognitive Therapie der Depression: Ein neuer Ansatz zur Rückfallprävention.* Tübingen: DGVT.

6 Literatur

Abramowitz, J. S., Tolin, D. F. & Street, G. P. (2001). Paradoxical effects of thought suppression: A meta-analyisis of controlled studies. *Clinical Psychology Review, 21,* 683–703.

Baer, R. A. (2003). Mindfulness training as a clinical intervention: A conceptual and empirical review. *Clinical Psychology: Science and Practice, 10,* 125–143.

Baer, R. A., Smith, G. T. & Allen, K. B. (2004). Assessment of mindfulness by self-report. The Kentucky Inventory of Mindfulness skills. *Assessment, 11,* 191–206.

Barnhofer, T., Crane, C., Hargus, E., Amarasinghe, M., Winder, R. & Williams, J. M. G. (2009). Mindfulness-based cognitive therapy as a treatment for chronic depression: A preliminary study. *Behaviour Research and Therapy, 47,* 366–373.

Becker, E. & Hoyer, J. (2005). *Generalisierte Angststörung* (Fortschritte der Psychotherapie). Göttingen: Hogrefe.

Berking, M. & Znoj, H. (2008). Entwicklung und Validierung eines Fragebogens zur standardisierten Selbsteinschätzung emotionaler Kompetenzen (SEK-27). *Zeitschrift für Psychiatrie, Psychologie und Psychotherapie, 56,* 141–153.

Birrer-Strassfeld, E., Junghanns-Royack, K. & Heidenreich, T. (2009). Eine kognitive Perspektive auf die Insomnie: Theorie und Behandlung. *Verhaltenstherapie, 19,* 6–13.

Bishop, S. R., Lau, M., Shapiro, S., Carlson, L., Anderson, N. D., Carmody, J. et al. (2004). Mindfulness: A proposed operational definition. *Clinical Psychology: Science and Practice, 11,* 230–241.

Bohus, M. (2002). *Borderline-Persönlichkeitsstörung.* Göttingen: Hogrefe.

Bondolfi, G., Jermann, F., van der Linden, M., Gex-Fabry, M., Bizzini, L., Weber Rouget, B. et al. (2009). Depression relapse prophylaxis with Mindfulness-Based Cognitive Therapy: Replication and extension in the Swiss health care system. *Journal of Affective Disorders, 122,* 224–231.

Borkovec, T. D., Ray, W. J. & Stober, J. (1998). Worry: A cognitive phenomenon intimately linked to affective, physiological, and interpersonal behavioral processes. *Cognitive Therapy and Research, 22,* 561–576.

Brown, K. W. & Ryan, R. M. (2003). The benefits of being present: Mindfulness and its role in psychological well-being. *Journal of Personality and Social Psychology, 84,* 822–848.

Bowen, S., Chawla, N., Collins, S.E., Witkiewitz, K., Hsu, S., Grow, J. et al. (2009). Mindfulness-based relapse prevention for substance use disorders: A pilot efficacy trial. *Substance Abuse, 30,* 295–305.

Carson, J.W., Carson, K.M., Gil, K.M. & Baucom, D.H. (2004). Mindfulness-based relationship enhancement. *Behavior Therapy, 35,* 471–494.

Chadwick, P., Newman Taylor, K. & Abba, N. (2005). Mindfulness groups for people with psychosis. *Behavioural and Cognitive Psychotherapy, 33,* 351–359.

de Jong-Meyer, R., Hautzinger, M., Kühner, C. & Schramm, E. (2007). *Evidenzbasierte Leitlinie zur Psychotherapie affektiver Störungen.* Göttingen: Hogrefe.

Donaldson, C. & Lam, D. (2004). Rumination, mood and social problem-solving in major depression. *Psychological Medicine, 34,* 1309–1318.

Duncan, L.G. & Bardacke, N. (2010). Mindfulness-based childbirth and parenting education: Promoting family mindfulness during the perinatal period. *Journal of Child and Family Studies, 19,* 190–202.

Eisendrath, S.J., Delucchi, K., Bitner, R., Fenimore, P., Smit, M. & McLane, M. (2008). Mindfulness-Based Cognitive Therapy for treatment-resistant depression: A pilot study. *Psychotherapy and Psychosomatics, 77,* 319–320.

Evans, S., Ferrando, S., Findler, M., Stowell, C., Smart, C. & Haglin, D. (2008). Mindfulness-based cognitive therapy for generalized anxiety disorder. *Journal of Anxiety Disorders, 22,* 716–721.

Gendlin, E.T. (1981). *Focusing.* New York, NY: Bantam.

Godfrin, K.A. & van Heeringen, C. (2010). The effects of mindfulness-based cognitive therapy on recurrence of depressive episodes, mental health and quality of life: A randomized controlled study. *Behaviour Research and Therapy, 48,* 738–746.

Grawe, K. (1995). Grundriß einer allgemeinen Psychotherapie. *Psychotherapeut, 40,* 130–145.

Grossman, P., Niemann, L., Schmidt, S. & Walach, H. (2004). Mindfulness-based stress reduction and health benefits: A meta-analysis. *Journal of Psychosomatic Research, 57,* 35–43.

Gryphius, A. (1663/2007). *Betrachtung der Zeit.* In A. Elschenbroich (Hrsg.), Andreas Gryphius: Gedichte. Eine Auswahl. Text nach der Ausgabe letzter Hand von 1663 (S. 106). Stuttgart: Reclam.

Hahn, T.N. (2008). *Das Wunder der Achtsamkeit.* Berlin-Stuttgart: Theseus.

Hahn, T.N. (2009). Vom Alltagsbewusstsein zum Kern der Übung. In T. Heidenrich & J. Michalak (Hrsg.), *Achtsamkeit und Akzeptanz in der Psychotherapie. Ein Handbuch.* Tübingen: DGVT.

Harvey, A.G., Watkins, E. & Mansell, W. (2004). *Cognitive behavioral processes across psychological disorders: A transdiagnostic approach to research and treatment.* Oxford: Oxford University Press.

Hayes, S.C., Strosahl, K. & Wilson, K.G. (1999). *Acceptance and commitment therapy: An experiental approach to behavior change.* New York, NY: Guilford Press.

Hayes S.C., Strohsahl, K.D. & Wilson K.G. (2004). *Akzeptanz- und Commitment Therapie. Ein erlebensorientierter Ansatz zur Verhaltensänderung.* München: CIP-Medien.

Heidenreich, T., Tuin, I., Pflug, B., Michal, M. & Michalak, J. (2006). Mindfulness-based cognitive therapy for persistent insomnia: A pilot study. *Psychotherapy and Psychosomatics, 75,* 188–189.

Heidenreich, T. & Michalak, J. (Eds.). (2009). *Achtsamkeit und Akzeptanz in der Psychotherapie. Ein Handbuch.* Tübingen: DGVT-Verlag.

Heidenreich, T. & Michalak, J. (2009). Achtsamkeit. In J. Margraf & S. Schneider (Hrsg.), *Lehrbuch der Verhaltenstherapie* (Band 2, 569–578). Berlin: Springer.

Hofmann, S.G., Sawyer, A.T., Witt, A.A. & Oh, D. (2010). The effect of mindfulness-based therapy on anxiety and depression: A meta-analytic review. *Journal of Consulting and Clinical Psychology, 78,* 169–183.

Hollon, S.D. & Kendall, P.C. (1980). Cognitive self-statements in depression: Development of an automatic thoughts questionnaire. *Cognitive Therapy and Research, 4,* 383–395.

Hollon, S.D., DeRubeis, R.J., Shelton, R.C., Amsterdam, J.D., Salomon, R.M., O'Reardon, J.P. et al. (2005). Prevention of relapse following cognitive therapy vs medications in moderate to severe depression. *Archives of General Psychiatry, 62,* 417–422.

Hoyer, J. & Möbius, J. (2003). Meta-Kognitions-Fragebogen. In J. Hoyer & J. Margraf (Hrsg.), *Angstdiagnostik: Grundlagen und Testverfahren* (S. 485–489). Berlin: Springer.

Hülsebusch, J. & Michalak, J. (2010). Die Rolle der Übungshäufigkeit in der Achtsamkeitsbasierten Kognitiven Therapie. *Zeitschrift für Klinische Psychologie und Psychotherapie, 39,* 261–266.

Ingram, R.E., Miranda, J. & Segal, Z.V. (1998). *Cognitive vulnerability to depression.* New York, NY: Guilford Press.

Kabat-Zinn, J. (1990). *Full catastrophe living: The program of the stress reduction clinic at the University of Massachusetts Medical Center.* New York, NY: Delta.

Kabat-Zinn, J. & Kroh, M. (2006). *Gesund durch Meditation - Das große Buch der Selbstheilung.* Frankfurt a.M.: Fischer.

Kabat-Zinn, J. (2009). *Im Alltag Ruhe finden.* Frankfurt a.M.: Fischer.

Kenny, M. & Williams, M. (2007). Treatment-resistant depressed patients show a good response to mindfulness-based cognitive therapy. *Behaviour Research and Therapy, 45,* 617–625.

Killingsworth, M.A.G. & Gilbert, D.T. (2010). A wandering mind is an unhappy mind. *Science, 330,* 932.

Kristeller, J.L. & Hallett, C.B. (1999). An exploratory study of a meditation-based intervention for binge eating disorder. *Journal of Health Psychology, 4,* 357–363.

Kühner, C., Huffziger, S. & Nolen-Hoeksema, N. (2007). *RSQ-D. Deutsche Version des Response Styles Questionnaire.* Göttingen: Hogrefe.

Kuyken, W., Byford, S., Taylor, R.S., Watkins, E., Holden, E., White, K. et al. (2008). Mindfulness-based cognitive therapy to prevent relapse in recurrent depression. *Journal of Consulting and Clinical Psychology, 76,* 966–978.

Kuyken, W., Padesky, C.A. & Dudley, R. (2009). *Collaborative Case Conceptualization: Working Effectively with Clients in cognitive-behavioral therapy.* New York, NY: Guilford Press.

Lehrhaupt, L. & Meibert, P. (2010). *Stress bewältigen mit Achtsamkeit: Zu innerer Ruhe kommen durch MBSR.* München: Kösel.

Linehan, M. (1993). *Cognitive-behavioral treatment of borderline personality disorder.* New York, NY: Guilford Press.

Ma, S.H. & Teasdale, J.D. (2004). Mindfulness-based cognitive therapy for depression: Replication and exploration of differential relapse prevention effects. *Journal of Consulting and Clinical Psychology, 72,* 31–40.

Meyer, T.J., Miller, M.L., Metzger, R.L. & Borkovec, T.D. (1990). Development and validation of the Penn State Worry Questionnaire. *Behavior Research and Therapy, 28,* 487–495.

Michalak, J., Heidenreich, T. & Bohus, M. (2006). Achtsamkeit und Akzeptanz in der Psychotherapie. Gegenwärtiger Forschungsstand und Forschungsentwicklung. *Zeitschrift für Psychiatrie, Psychologie und Psychotherapie, 54,* 241–253.

Michalak, J., Heidenreich, T., Ströhle, G. & Nachtigall, C. (2008). Die deutsche Version der Mindful Attention and Awareness Scale (MAAS): Psychometrische Befunde zu einem Achtsamkeitsfragebogen. *Zeitschrift für Klinische Psychologie und Psychotherapie, 37,* 200–208.

Michalak, J. & Heidenreich, T. (2009). Achtsamkeit und Akzeptanz in der Psychotherapie: Resümee. In T. Heidenreich & J. Michalak (Eds.), *Achtsamkeit und Akzeptanz in der Psychotherapie. Ein Handbuch.* Tübingen: DGVT.

Michalak, J., Troje, N.F. & Heidenreich, T. (2010). Embodied effects of mindfulness-based cognitive therapy. *Journal of Psychosomatic Research, 68,* 312–313.

Nolen-Hoeksema, S. (1991). Responses to depression and their effects on the duration of depressive episodes. *Journal of Abnormal Psychology, 100,* 569–582.

Papageorgiou, C. & Wells, A. (2003). An empirical test of a clinical metacognitive model of rumination and depression. *Cognitive Therapy and Research, 27,* 261–273.

Reddemann, L. (2006). Achtsamkeit in der tiefenpsychologisch fundierten Traumatherapie. *Psychotherapie im Dialog, 3,* 297–301.

Rilke, R.M. (1950). *Briefe*. Frankfurt a.M.: Insel.

Rose, N. & Walach, H. (2009). Die historischen Wurzeln der Achtsamkeitsmeditation- Ein Exkurs in Buddhismus und christliche Mystik. In T. Heidenrich & J. Michalak (Hrsg.), *Achtsamkeit und Akzeptanz in der Psychotherapie*. Tübingen: DGVT.

Safran, J.D. & Muran, J.C. (2000). *Negotiating the therapeutic alliance.* New York, NY: Guilford Press.

Smallwood, J. & Schooler, J.W. (2006). The restless mind. *Psychological Bulletin, 132,* 946–958.

Schulte, D. (1996). *Therapieplanung*. Göttingen: Hogrefe.

Segal, Z.V., Gemar, M.C. & Williams, J.M.G. (1999). Differential cognitive response to a mood challenge following successful cognitive Therapy or pharmacotherapy for unipolar depression. *Journal of Abnormal Psychology, 108,* 3–10.

Segal, Z.V., Williams, J.M.G. & Teasdale, J.D. (2002). *Mindfulness-based cognitive therapy for depression: A new approach to preventing relapse.* New York, NY: Guilford Press. [Deutsch erschienen 2008: *Die Achtsamkeitsbasierte Kognitive Therapie für Depression – Ein neuer Ansatz zur Rückfallprävention.* Tübingen: DGVT.]

Segal, Z.V., Kennedy, S., Gemar, M., Hood, K., Pedersen, R. & Buis, T. (2006). Cognitive reactivity to sad mood provocation and the predication of depressive relapse. *Archives of General Psychiatry, 63,* 749–755.

Singh, N.N., Lancioni, G.E., Singh, A.N., Winton, A.S.W., Singh, J., McAleavey, K.M. et al. (2008). A mindfulness-based health wellness program for an adolescent with Prader-Willi Syndrome. *Behaviour Modification, 32,* 167–181.

Singh, N.N., Lancioni, G.E., Winton, A.S.W., Adkins, A.D., Wahler, R.G., Sabaawi, M. et al. (2007). Individuals with mental illness can control their aggressive behavior through mindfulness training. *Behaviour Modification, 31,* 313–328.

Stöber, J. (1995). Besorgnis: Ein Vergleich dreier Inventare zur Erfassung allgemeiner Sorgen. *Zeitschrift für Differentielle und Diagnostische Psychologie, 16,* 50–63.

Ströhle, G., Nachtigall, C., Michalak, J. & Heidenreich, T. (2010). Die Erfassung von Achtsamkeit als mehrdimensionales Konstrukt. Die deutsche Version des Kentucky Inventory of Mindfulness Skills (KIMS-D). *Zeitschrift für Klinische Psychologie und Psychotherapie, 39,* 1–12.

Tallis, F., Eysenck, M.W. & Mathews, A. (1992). A questionnaire for the measurement of non-pathological worry. *Personality and Individual Differences, 13,* 161–168.

Teasdale, J.D. (1988). Cognitive vulnerability to persistent depression. *Cognition & Emotion, 2,* 247–274.

Teasdale, J.D. (1999). Emotional processing, three modes of mind and the prevention of relapse in depression. *Behaviour Research and Therapy, 37,* 53–77.

Teasdale, J.D., Dritschell, B.H., Taylor, M.J., Proctor, L., Lloyd, C.A., Nimmo-Smith, I. et al. (1995). Stimulus-independent-thought depends upon central executive resources. *Memory & Cognition, 28,* 551–559.

Teasdale, J.D., Segal, Z.V., Williams, J.M.G., Ridgeway, V.A., Soulsby, J. & Lau, M.A. (2000). Prevention of relapse/recurrence in major depression by mindfulness-based cognitive therapy. *Journal of Consulting and Clinical Psychology, 68,* 615–623.

Walach, H., Buchheld, N., Buttenmüller, V., Kleinknecht, N. & Schmidt, S. (2006). Measuring mindfulness – the Freiburg Mindfulness Inventory. *Personality and Individual Differences.*

Watkins, E.R. (2008). Constructive and unconstructive repetitive thought. *Psychological Bulletin, 134*(2), 163–206.

Watkins, E., Moberly, J.N. & Moulds, L.M. (2008). Processing mode causally influences emotional reactivity: Distinct effects of abstract versus concrete construal on emotional response. *Emotion, 8,* 364–378.

Weiss, M., Nordlie, J.W. & Siegel, E.P. (2005). Mindfulness-based stress reduction as an adjunctive to outpatient psychotherapy. *Psychotherapy and Psychosomatics, 74,* 108–112.

Williams, J.M.G. (2008). Mindfulness, depression and modes of mind. *Cognitive Therapy and Research, 32,* 721–733.

Williams, J.M.G., Alatiq, Y., Crane, C., Barnhofer, T., Fennell, M.J.V., Duggan, D.S. et al. (2008). Mindfulness-based cognitive therapy (MBCT) in bipolar disorder: Preliminary evaluation of immediate effects on between-episode functioning. *Journal of Affective Disorders, 107,* 275–279.

Williams, M., Teasdale, J., Segal, Z.V. & Kabat-Zinn, J. (2009). *Der achtsame Weg durch die Depression*. Freiburg: Arbor.

Winbush, N.Y., Gross, C.R. & Kreitzer, M.J. (2007). The effects of mindfulness-based stress reduction on sleep disturbance: A systematic review. *Explore, 3,* 585–591.